HYGIÈNE

DE LA VUE.

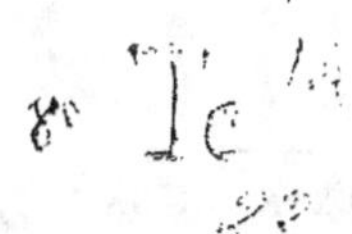

PARIS. — IMPRIMERIE D'ALEXANDRE BAILLY,
RUE DU FAUBOURG-MONTMARTRE, 10.

HYGIÈNE
DE LA VUE,

OU

CONSEILS

SUR LA CONSERVATION ET L'AMÉLIORATION DES YEUX,
S'ADRESSANT A TOUTES LES CLASSES DE LA SOCIÉTÉ

ET EN PARTICULIER

AUX MÈRES DE FAMILLE,

AUX HOMMES D'ÉTAT, AUX GENS DE LETTRES

ET A TOUTES LES PERSONNES
QUI SE LIVRENT AUX TRAVAUX DE CABINET.

PAR LE DOCTEUR MAGNE,

Médecin oculiste des Crèches du département de la Seine et du Bureau
de bienfaisance du premier arrondissement.

Immodicis brevis est *visus* et rara senectus.

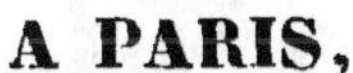

A PARIS,

CHEZ L'AUTEUR, RUE LOUIS-LE-GRAND, 3,
ET CHEZ TRUCHY,
BOULEVARD DES ITALIENS, 18.
—
1847

AU ROI.

Sire,

Les oculistes mes maîtres ne manquaient jamais de placer sous le patronage de leurs souverains, le fruit de leurs veilles ; plus heureux que mes devanciers, il m'est donné non-seulement de mettre sous votre haute protection l'avenir de mon humble travail, mais encore, en traitant de l'hygiène, de présenter Votre Majesté comme le meilleur modèle à étudier et à suivre dans sa vie si sagement, si laborieusement et si utilement employée.

J'ai l'honneur d'être

Avec le plus profond respect,

Sire,

De Votre Majesté

Le très-humble et très-obéissant serviteur,

Alexandre MAGNE.

PRÉFACE.

—

Principiis obsta, sero Medicina paratur,
Cum mala per longas involuere moras.

Tout le monde connaît ces deux vers, et cependant qu'il est petit le nombre de ceux qui en font leur profit ! — Les conseils que mon livre renferme développent le précepte du poëte, un peu longuement, il est vrai ; mais doit-on jamais craindre de trop insister alors qu'il s'agit du premier élément de bonheur ici-bas ?

Un oculiste anglais avait jadis fait graver sur les panneaux de sa voiture, ces paroles fort peu modestes d'ailleurs, mais empreintes d'une grande vérité : « Qui lucem dat, vitam dat. » N'a-t-il pas en effet déjà un pied dans la tombe, celui qui, comme Delille et Milton, se trouve plongé vivant dans la nuit éternelle !

. . . .
Mais, hélas ! à mes yeux la lumière est ravie.
En vain leur globe éteint et roulant dans la nuit
Cherche aux voûtes des cieux la clarté qui me fuit ;
Tu ne visites plus ma débile prunelle.
. . . .
Les ans, les mois, les jours, par une sage loi,
Tout revient ; mais le jour ne revient pas pour moi (1).

(1) Le *Paradis perdu,* de Milton, traduction de Delille.

Comment se fait-il qu'en général on traite si légèrement un sens aussi précieux que celui de la vue ? — Une pareille négligence provient, suivant nous, de deux causes : — de l'insouciance inhérente à notre nature tant que le mal ne menace pas de nous frapper prochainement ; — de la rareté des ouvrages médicaux mis à la portée de toutes les classes de la société : les médecins écrivent trop peu pour le monde. De ce que la mode, qui s'insinue partout, a envahi les journaux sous forme de feuilletons interminables, on aurait tort de croire que l'esprit de notre nation ne s'applique qu'à des choses futiles ; ce caprice passera comme tant d'autres, mais le culte des sciences demeurera parmi nous. — L'agriculture et le commerce ont fait des progrès immenses ; l'économie politique a rencontré des esprits qui l'ont exposée avec un merveilleux talent ; les hommes du monde possèdent tous aujourd'hui quelques notions d'histoire naturelle. — Assurément, à aucune époque, la somme des connaissances ne fut aussi grande ; la médecine seule semble craindre de laisser franchir son sanctuaire. — Et cependant, si les gens du monde étaient quelque peu initiés à notre science, le nombre des charlatans diminuerait singulièrement.

En commençant ce travail, je m'étais proposé tout d'abord de me renfermer dans une série de conseils relatifs à la conservation de la vue; mais, pénétré de l'idée que je viens d'exprimer, j'ai cru que mes avis offriraient d'autant plus d'intérêt que les diverses parties de l'appareil oculaire seraient mieux connues; comment, en effet, dire aux myopes : Votre infirmité tient à une convexité trop grande de la cornée, du cristallin, etc., s'ils n'ont acquis préalablement quelques notions sur ces organes? J'ai donc consacré un chapitre à l'anatomie et à la physiologie de l'appareil oculaire.

Certaines affections de l'œil méritaient d'être décrites en particulier : — ainsi, la myopie, la presbyopie, le strabisme; j'ai écrit sur chacune de ces infirmités des pages dans lesquelles on trouvera un exposé des causes qui les produisent et des moyens à employer soit pour prévenir le mal, soit pour le combattre. Les mères de famille, que concerne surtout l'article *Strabisme*, seront heureuses d'apprendre qu'à l'aide de soins vigilants, leurs enfants échapperont à la nécessité d'une opération, — opération grave, mais pourtant, il faut bien l'avouer, jugée par moi avec une excessive sévérité. Toujours prêt à signaler l'erreur, je suis aussi toujours disposé à reconnaître et à signaler le progrès. Que M. le docteur Jules Guérin me permette donc de le remercier, en mon nom et au nom de tous les strabiques, des beaux résultats qu'il a obtenus et qu'il a bien voulu me communiquer. Grâce à cet habile chirurgien, des destinées plus heureuses sont réservées à l'opération du strabisme.

On me reprochera peut-être d'avoir introduit dans ce livre une description de la cataracte, avec laquelle l'hygiène ne présente que bien peu de rapports. — Plusieurs motifs m'ont empêché de garder le silence sur cette cause si fréquente de cécité. — En premier lieu, dans un ouvrage ayant pour but l'hygiène de la vue, je ne pouvais me dispenser de signaler les professions qui exposent à la cataracte, et les excès qui l'engendrent prématurément ; puis, les idées erronées qui ont cours dans le public sur la nature, sur le siége de cette maladie, et les tentatives sans cesse renaissantes d'effrontés charlatans, promettant de la guérir sans opération, formaient des motifs suffisants pour me déterminer à exposer aux hommes du monde des connaissances qui sembleraient au premier abord devoir être confinées dans un traité de pathologie oculaire.

Je vais au-devant d'un autre reproche qui ne manquera pas de m'être adressé. — On me contestera sans doute l'utilité du chapitre qui traite de l'oculistique en général. Cet aperçu historique, je l'avoue, figurerait mieux dans un livre consacré à la médecine et à la chirurgie oculaires. Il était destiné à servir d'introduction au Dictionnaire ophthalmologique auquel je travaille depuis plusieurs années. Mais les manuels, les monographies et les traités d'oculistique fourmillent de toute part, se répétant les uns les autres : les médecins en sont saturés ; en outre, ma pratique de chaque jour ayant déjà modifié plus d'une fois des idées que je croyais bien arrêtées, je me suis vu dans la nécessité d'ajourner la publication de ce grand travail.

Et cependant, l'importation en France des idées allemandes qui, selon moi, tendent à conduire l'ophthalmologie dans une fausse route, les reproches injustes adressés aux oculistes français par un médecin d'outre-Rhin, méritaient une double réfutation que je n'ai pas cru devoir retarder. — D'ailleurs, je m'adresse ici à mes confrères, autant qu'aux gens du monde, et mes confrères ne liront peut-être pas sans intérêt le chapitre destiné à combattre les opinions erronées des Allemands (1).

(1) Je dis erronées, et sur un sujet aussi grave, je peux m'appuyer de l'opinion d'un homme qui devait être l'une des gloires de la science, et dont nous pleurons aujourd'hui la perte : **M.** le professeur **Bérard** m'écrivait il y a deux ans :

« Je voudrais être à même de vous édifier sur l'existence de la choroïdite, mais il y a déjà longtemps que dans une de nos leçons cliniques, à l'hôpital de la Pitié, j'ai fait une profession de foi qui a quelque analogie avec la vôtre. Après avoir décrit, comme nous les connaissons tous, les inflammations de la conjonctive, de la cornée, de l'iris, je suis devenu plus circonspect à l'endroit de la sclérotique, du cercle ciliaire, et de la capsule du cristallin. Quant à l'inflammation des parties plus profondes, j'en ai admis rationnellement l'existence, mais je me suis empressé d'ajouter que les parties étant soustraites à notre inspec-

Quant aux personnes étrangères à nos débats scientifiques, et auxquelles nos critiques offriraient peu d'attrait, elles n'apprendront pas sans quelque satisfaction, que les premiers travaux d'oculistique sont dus à la chirurgie française.

Assurément, les objections que je viens de mentionner ne sont pas les seules auxquelles je doive m'attendre; si riches que nous soyons de notre propre fonds, et je suis loin d'avoir cette prétention, nous avons toujours besoin d'emprunter. Aussi, accueillerai-je avec reconnaissance les observations qu'on voudra bien m'adresser, l'amour-propre d'auteur s'effaçant tout entier devant une considération bien autrement importante : l'intérêt de l'humanité.

tion, et les autopsies nulles ou à peu près, puisqu'on ne meurt jamais de ces inflammations isolées, je considérais comme purement spéculatives les descriptions qui ont été données par quelques auteurs, de la choroïdite, de la rétinite, etc... Cela ne m'a pas empêché designer un article RÉTINITE dans le *Dictionnaire de médecine*, quoique les idées qu'il renferme soient passibles des objections si fondées que vous adressez à la choroïdite; etc. »

HYGIÈNE

DE LA VUE.

CHAPITRE PREMIER.

De l'oculistique en général.

A une époque heureusement éloignée de nous, l'oculistique était le domaine exclusif du premier charlatan, vendeur d'une pommade décorée d'un nom plus ou moins pompeux. Plus tard, et il n'y a pas encore fort longtemps de cela, les statuts des chirurgiens de Paris conférèrent, à tout homme qui subissait un examen théorique et pratique sur les maladies oculaires, le titre d'expert pour les yeux, sans pouvoir y joindre celui de chirurgien. Le charlatanisme d'abord, puis la routine; c'est ainsi que l'oculistique s'est traînée durant des siècles.

Telle est l'origine, je n'en doute pas, de la défaveur qui accompagne de nos jours certains praticiens livrés exclusivement à l'ophthalmologie, avec le titre d'oculiste. Pour justifier ces préventions, on a dit que l'homme spécial, portant ses recherches sur un seul point de la science, ne pouvait profiter des notions générales de médecine et de chirurgie; on l'a comparé à une branche séparée du tronc et incapable de porter des fruits; on a dit aussi que les grands et beaux travaux de l'ophthalmologie n'étaient pas dus aux oculistes, tout au plus bons pour inventer des collyres, mais bien aux savants chirurgiens qui imprimaient le même élan à la science tout entière.

Ces accusations sont dénuées de tout fondement; il n'y a pas plus de rapport entre l'oculiste qui débitait jadis ses onguents et les oculistes de notre époque, qu'il ne peut en exister entre l'oculistique d'alors et la science de nos jours. Aussi,

Maître-Jan, Pellier de Quengsy, de Saint-
Yves, etc., qu'on revendique parmi les grands
chirurgiens, sont de véritables oculistes, dans l'ac-
ception juste du mot ; de Saint-Yves porté le
titre d'oculiste de Saint-Côme. Autrefois, on ne
choisissait cette partie que par l'incapacité où l'on
se sentait de s'adonner à l'exercice complet de
l'art ; actuellement, celui qui se destine aux mala-
dies des yeux est pourvu de son diplôme de doc-
teur, il a puisé dans les sources générales les
grands principes qui doivent le diriger ; il ne
devient excellent oculiste que parce qu'il est bon
chirurgien.

A Dieu ne plaise que je veuille faire ici l'apo-
logie de certains hommes, indignes du titre de
médecin et poussés par une cupidité honteuse ;
non, mais quand je défends les spécialités c'est que
je suis profondément convaincu de leur utilité.
L'Allemagne, l'Angleterre, la Prusse, la Russie
elle-même sont pourvues de vastes établissements,
uniquement consacrés à l'ophthalmologie, et cette

création a tourné à la fois au profit des malades et
à celui de la science. Les spécialistes se sont donc
crus en droit de penser qu'ils avaient rendu quel-
ques services à la chirurgie, et il me semble que
leurs prétentions n'étaient pas téméraires. Pour-
tant il s'est trouvé un professeur de la Faculté de
Paris, qui, dans une critique injuste et de mauvais
goût, s'est permis de s'écrier qu'il fallait du cou-
rage pour émettre une telle opinion. Si j'avais l'in-
tention de répondre sur le ton de ce savant pro-
fesseur, je lui dirais que pour émettre l'opinion
contraire, il faut être encyclopédiste. « *Qui trop
embrasse, mal étreint;* » ce mot est vieux, mais il
n'a pas vieilli. Mackensie, dont on vante l'ouvrage,
n'est pas un oculiste, a ajouté le professeur dont
nous parlons, et cela dans le but de prouver que
l'ophthalmologie ne doit rien aux oculistes et n'a
progressé qu'à l'aide des chirurgiens. Je tiens à ce
que M. Mackensie lui-même donne un démenti à
M. Velpeau. Il porte en tête de ses œuvres les
titres de chirurgien oculiste de S. M. B., de pro-

fesseur d'ophthalmologie à l'université de Glascow,
et de chirurgien de l'hôpital ophthalmique de la
même ville. Voilà bien à coup sûr l'oculiste par-
fait, le vrai spécialiste. Mon Dieu ! il ne m'arri-
vera jamais de toucher aux gloires chirurgicales ;
je me garderai bien d'oublier les services que les
chirurgiens ont rendus ; mais aussi, puisque l'on
tient à nous faire une part toute petite ; qu'on ne
nous retranche rien de ce qui nous appartient à
bon droit. Je suis bien persuadé que le savant
professeur était de bonne foi, en parlant de
M. Mackensie ; mais son intelligence s'exerce sur
trop de questions, pour qu'il puisse savoir ce que
le plus modeste oculiste n'ignore pas. Ainsi, à
propos des opérations sur les yeux, il dit que la
cataracte par abaissement revendique Pott, Scarpa,
Dupuytren , et que celle par extraction est acco-
lée aux noms de Richter, Wenzel, Boyer et Roux.
D'accord ; mais un oculiste sait de plus que ce
sont ses confrères les oculistes qui, les premiers,
reconnurent le véritable siége de la cataracte que

les chirurgiens ignorèrent pendant des siècles ; il sait aussi que la première opération par *extraction* pratiquée à Paris, le fut par un oculiste ; et enfin, plus généreux que le savant professeur, au lieu de diminuer la part des chirurgiens, il cherche à l'agrandir, en ajoutant aux noms de Pott, Scarpa et Dupuytren, que revendique *l'abaissement*, le nom de Sanson oublié.

Du reste, si les oculistes avaient besoin de se défendre , ils trouveraient un excellent avocat dans un auteur que tout le monde connaît et qu'on n'accusera pas de partialité ; cet avocat, c'est Bichat, dont voici le plaidoyer : « L'universalité des connaissances humaines dans le même individu est une chimère ; elle répugne aux lois de l'organisation, et si l'histoire nous offre quelques génies extraordinaires, jetant un éclat égal dans plusieurs sciences, ce sont autant d'exceptions à ces lois. Qui sommes-nous, pour oser poursuivre sur plusieurs points la perfection qui, le plus souvent, nous échappe sur un seul ? »

Les spécialités, quoi qu'on dise, quoi qu'on fasse, sont une des croyances, un des besoins de l'esprit humain, et loin de les blâmer, on devrait, dans l'intérêt de la science, encourager les hommes qui se livrent à des études approfondies d'une branche de l'art de guérir; études que le praticien ordinaire ne pourra jamais pousser si loin, ni au même degré de perfection. Quant à moi, je m'honorerai toujours d'un titre que le célèbre de Saint-Yves a porté avec tant d'éclat.

J'ai dit la part qui est faite chez nous à l'oculiste; passons maintenant à celle que font à l'oculistique française les médecins étrangers.

Vers la fin du siècle dernier, on a posé en Allemagne les fondements d'une nouvelle doctrine ophthalmologique, qui compte comme partisans la plupart des médecins du nord de l'Europe. Pour propager cette doctrine, et essayer de l'accréditer parmi nous, on a écrit que *l'étude des maladies des yeux était singulièrement négligée en France, le pays natal des Maître-Jan, des Daviel et des*

Pellier ; qu'on allait faire tous ses efforts pour éclairer cette science et lui faire reprendre le rang qu'elle mérite, parmi les parties de l'art de guérir, en France, la première patrie où elle a été créée par les de Saint-Yves, les Janin, les Maître-Jan, etc.

J'apprécierai dans un aperçu général la valeur des doctrines germaniques ; mais auparavant je tiens à établir quelle part les chirurgiens français peuvent revendiquer au XIXe siècle dans les travaux d'oculistique : ce sera ma seule réponse à cette accusation de *singulière négligence*, et pour qu'on puisse faire un parallèle, je commencerai par tracer en peu de mots l'état de l'ophthalmologie en France, depuis le XVIe siècle, époque de sa fondation, jusqu'à la fin du XVIIIe, à partir duquel on dit que nous avons décliné.

Cent vingt-deux ans avant l'apparition des auteurs que le disciple de Bëer regarde comme les fondateurs de l'oculistique, cet art avait été créé en France. C'est en 1585 que Guillemeau, son véritable créateur, publia ses recherches dans le livre qu'il intitule : *Traité des maladies de l'œil, au nombre de* 113. Si l'on se reporte au temps où ce livre a été écrit, on admire le talent d'observation que l'auteur a déployé, et l'on est forcé de convenir que c'est au XVI° siècle, et non au XVIII°, qu'il faut rapporter le premier ouvrage réellement instructif et méthodique sur les maladies des yeux.

Je ne prétends pas dire qu'avant Guillemeau, il n'ait été nullement question des affections de l'organe de la vue. Hérodote, en effet, nous apprend que Cyrus porta la guerre en Égypte, parce que le roi Amasis avait refusé de lui envoyer un célèbre oculiste de cette contrée ; dans les œuvres attribuées à Hippocrate se trouve un traité *De visu ;* l'école d'Alexandrie nous a transmis ses formules et ses nombreux collyres ; Celse nous donne des détails sur quelques opérations relatives à l'œil ; Galien s'est aussi occupé de cette branche de la chirurgie ; parmi les Arabes, Rhazès et Albucasis méritent d'être cités : le premier a laissé des documents sur le traitement de la fistule lacrymale ; le second sur la cataracte et les tumeurs cystiques des paupières ; quant au moyen âge, si quelques progrès s'y font remarquer, c'est en décadence.

L'ophthalmologie a donc été sortie de l'empirisme et transformée en art par Guillemeau ; j'ai donc eu raison de l'en dire le créateur, bien que Crassus et Ambroise Paré, son maître, lui eussent aplani le chemin ; les conseils donnés par ce dernier sur l'opération de la cataracte prouvent qu'elle lui était familière : « Faut abbattre la cataracte, dit-il, en commençant par la partie supérieure, la tournant tout doucement par le milieu, et l'abbaisser au bas de l'œil et tout entière s'il est possible. Et estant ainsi abbaissée, la luy faut laisser, la tenant sujette de l'aiguille, par l'espace de dire une patenostre ou environ, de peur qu'elle ne remonte, et pendant, faire mouvoir vers le ciel l'œil au malade, puis faut retirer l'aiguille en haut, peu à peu, en la tournant, et encore, ne la tirant du tout hors de l'œil, à cause que si la cataracte remontoit, il faudroit de rechef, la rabbattre vers le petit canthus, tant de fois qu'elle y demeure. »

De 1585 à 1694, l'ophthalmologie avance avec lenteur ; c'est en cette année cependant que Ph. de Lahire fit paraître son *Traité des accidents de la vue*, seul ouvrage à citer pour cette époque, qui, du reste, ne manque pas de bons praticiens se réssentant de l'impulsion donnée par Guillemeau. Il faut arriver au XVIIIe siècle pour comprendre toute la part qui, dans les progrès de l'oculistique, revient à la patrie où cet art est né. Maître-Jan, de Saint-Yves, Deshayes-Gendron, Janin, Pellier de Quengsy, l'abbé Desmonceaux, s'empressent à l'envi d'apporter leur tribut à ce siècle qui devait fournir tant de célébrités en tout genre. En 1707, Maître-Jan raçonte, dans un style simple et naïf, comment il a été conduit à penser que c'est le cristallin qu'on abaisse dans l'opération de la cataracte. Ses œuvres, imprimées à Troyes, et publiées en un volume in-4°, sous le titre de *Traité des maladies de l'œil et des remèdes propres à leur guérison,* le sont quinze ans plus tard à Paris, et le volume in-12, qui date de 1722, est entre les mains de tous les oculistes. La même année vit paraître un petit ouvrage que l'on considère encore aujourd'hui comme une des productions les plus remarquables du temps; c'est le *Nouveau Traité des maladies des yeux,* de Charles de Saint-Yves, le premier qui ait osé porter sur l'œil le nitrate d'argent. Le *Traité des maladies des yeux* de Guérin, moins connu, quoique bien écrit et bien pensé, date de 1769. Un an après, Deshayes-Gendron écrivait sur les opérations qui sont du ressort de l'ophthalmologie. Les *Mémoires et observations anatomiques, physiologiques et physiques,* de Janin donnèrent, en 1772, les résultats d'une longue observation et d'une excellente pratique chirurgicale. Un ouvrage spécial pour le manuel opératoire était encore à désirer; il était réservé à Pellier de Quengsy, déjà auteur d'un *Traité sur les maladies qui atta-*

quent l'œil, de donner, en 1787, un *Précis ou Cours d'opérations sur la chirurgie des yeux.* La découverte de Maître-Jan avait donné l'idée d'une nouvelle méthode applicable à la cataracte, et c'est encore un Français, c'est Daviel, qui mit pour la première fois en usage, à l'Hôtel-Dieu, l'opération par extraction.

Autour des noms de tant d'oculistes célèbres, quels autres noms ne pourrions-nous pas encore grouper ! Les Lecat, les Anel, les J.-L. Petit, etc., appliquent leur génie à des points laissés jusqu'alors dans l'obscurité, et contribuent puissamment aux progrès de la chirurgie oculaire. En résumé, créée en France au xvie siècle, à peu près stationnaire pendant le xviie siècle, l'ophthalmologie prend son essor et brille au xviiie siècle d'un éclat qui ne nous laisse rien à envier aux étrangers.

Cette science, que nos devanciers nous avaient faite si belle, cette science à la formation et au développement de laquelle les plus grands chirurgiens avaient coopéré, le XIX° siècle l'a-t-il donc, comme on l'a écrit, *injustement négligée*? Est-il vrai que nous ayons besoin qu'un médecin allemand vienne chez nous pour l'éclairer et lui faire reprendre le rang qu'elle mérite parmi les parties de l'art de guérir? Consultons l'histoire de nouveau, voyons tous les renseignements qu'elle peut nous fournir jusqu'au jour où nous parlons, car, pour nous, hier est encore de l'histoire. Les dates sont trop fraîches pour prendre la peine de les rappeler, elles ne seraient d'ailleurs d'aucune utilité; les noms suffiront. D'abord le baron de Wenzel, dans son *Manuel de l'oculistique, ou Dictionnaire ophthalmologique*, réunit une anatomie de l'œil, une description des maladies auxquelles cet organe est sujet, et un traité des opérations qui lui sont applicables; c'est un recueil apprécié de tous les praticiens, et dont le mérite et l'utilité ne seront point contestés. Les observations de M. Gondret, les traités de Demours, résultat de plus d'un demi-siècle d'expérience puisée dans sa pratique et dans celle de son père, annoncent au moins une grande persévérance et une longue observation, pour quiconque ne veut pas y voir davantage. Quant à moi, habitué que je suis dès longtemps à lire avec fruit les ouvrages de Demours, je n'hésite pas à les regarder comme une production de grande valeur. MM. Carron du Villards, Furnari, J. Cloquet, Velpeau, Stœber, Pétrequin, et beaucoup d'autres, publient, depuis des années, le fruit de leur expérience et de leur observation. La clinique chirurgicale de Dupuytren fourmille de faits ophthalmologiques, et le propre de ce grand chirurgien fut de féconder toutes les parties de la science qu'il toucha.

Enfin, par-dessus tous ces noms, celui d'un homme qui a rendu de signalés services à la chirurgie oculaire, et par son enseignement et par ses écrits : une clinique ophthalmologique fondée à l'Hôtel-Dieu, donnant, dès son origine, des résultats brillants, qui méritèrent plus d'une fois au savant professeur les éloges et les remercîments de l'administration ; transportée à l'hôpital de Notre-Dame-de-Pitié , véritable pépinière d'une foule de chefs de clinique, tous élèves du grand maître, et parmi lesquels MM. Bourjot et Caffe sont devenus des oculistes distingués, voilà pour l'enseignement ; des monographies complètes sur les maladies des yeux, se succédant de 1829 à 1836, dans le *Dictionnaire de médecine et de chirurgie pratiques,* la découverte des trois lumières, que M. Cruveilhier appelle le plus beau fait clinique qui existe , et dont l'influence est si grande dans le diagnostic différentiel de certaines maladies des yeux, l'exposé de la cautérisation circulaire, etc., voilà pour les écrits. Plus tard, on comprendra mieux quelle a pu être l'influence de Sanson sur les progrès de l'ophthalmologie; et dans les travaux qu'on doit déjà aux chirurgiens sortis de son école et dans ceux qu'ils se proposent de publier, Sanson peut revendiquer sa part de gloire. J'insiste sur les services rendus par mon maître, parce qu'en effet il marche à la tête des oculistes du xixe siècle, et qu'il en est le meilleur représentant.

Et maintenant, nul ne me contestera le droit de dire : Non, l'ophthalmologie n'est pas négligée en France ; le xixe siècle est le digne successeur du xviiie; l'héritage que nous avions reçu est tombé entre les mains d'hommes capables de le faire fructifier, et aujourd'hui, pas plus qu'il y a cinquante ans, nous n'avons rien à envier aux étrangers.

J'ai répondu aux reproches qu'on a adressés à la chirurgie française, bien légèrement et bien injustement, qu'on me permette de le dire ; examinons actuellement quelles sont les idées que l'on a voulu mettre à profit pour *éclairer* chez nous l'ophthalmologie.

Exploitant les opinions de Barth, son prédécesseur de quelques années, Bëer jetait à la fin du xviiie siècle les fondements d'une théorie particulière qui devait prodigieusement fructifier, en Allemagne, sous la protection de Smith, Weller, Benedict, Rosas, Joëger Jüngken, et qui se re-

commande, en Angleterre, de Wardropp, Ma-
kensie, etc. Le Danemark lui fournit aussi des
partisans. C'est cette œuvre de Bëer répandue peu
à peu dans le nord de l'Europe, qui a été apportée
chez nous dans ces derniers temps, revue, corri-
gée et considérablement augmentée.

Les chirurgiens français n'avaient pas attendu
qu'un volume fût publié à Paris, sur les ophthal-
mies considérées au point de vue allemand; un
recueil de faits nombreux les avait autorisés à
attaquer, comme erronés, les principes de l'école
de Bëer. Sanson les avait déjà combattus dans
son article OPHTHALMIE du *Dictionnaire de mé-
decine et de chirurgie pratiques;* mais le cadre de
ces sortes d'ouvrages est toujours restreint ; l'espace
lui manquait, comme il le dit lui-même, pour dé-
battre suffisamment la question, et il a dû néces-
sairement passer avec rapidité sur ce sujet, se
réservant de plus amples explications dans les
leçons qu'il faisait tous les samedis à la Pitié. De-
puis, un élève de M. Velpeau, M. Jeanselme, et

M. Velpeau lui-même ont examiné en détail les théories allemandes, le premier dans son *Manuel pratique*, le second dans le *Répertoire général des sciences médicales.*

Cependant, *comme l'esprit humain est toujours le même, et que l'on peut juger de ce qu'il sera par ce qu'il a été,* on devait s'attendre qu'en France, comme partout ailleurs, le système de Bëer trouverait, sinon des admirateurs, au moins des partisans, puisque les systèmes en ont toujours trouvé ; c'est ce qui a eu lieu en effet, et c'est pourquoi je me décide à dire quelques mots sur ce système. Je ne me propose pas de discuter en détail toutes les parties attaquables des doctrines allemandes, aussi bien je crois cette peine inutile ; quand j'aurai démontré, comme j'espère le faire, toute l'erreur des premiers principes auxquels viennent se rallier les autres idées, chacun comprendra sans peine que le point de départ choisi étant erroné, tout ce qui en est la conséquence doit s'en ressentir. Deux faits principaux distinguent, si je ne me trompe, l'école de Bëer et de ses prosélytes : 1° toutes les affections de l'organe de la vision sont classées d'après la méthode naturelle ; 2° chaque espèce d'ophthalmie se distingue par des signes matériels pris dans l'œil, et qui varient non-seulement suivant que tel ou tel tissu en est le siége, mais encore suivant que tel ou tel agent spécial l'a causée.

Cette méthode naturelle, cette classification dont l'idée n'est pas neuve, et qui a échoué entre les mains de Sauvages et de plusieurs autres, offre des résultats qui sont singulièrement utiles en botanique, en zoologie, etc. ; mais ce qui est pour l'histoire naturelle un sujet de clarté, devient en médecine un fait impossible. Ranger les êtres en classes, divisées elles-mêmes en plusieurs ordres, auxquels on rapporte un certain nombre de genres présentant tous les caractères de la classe et de l'ordre auxquels ils appartiennent; subdiviser, toujours dans le même sens, pour les espèces et les variétés, c'était assurément une belle conception ; mais la condition *sine qua non*, c'est que ces caractères soient invariables, de manière à donner de l'objet une idée telle, qu'on puisse le distinguer toujours de tout ce qui n'est pas lui ; l'histoire naturelle renferme ces conditions.

Mais ces caractères fixes et invariables, sans lesquels point de classification, les retrouvons-nous en médecine ? Je ne chercherai pas à prouver que non, car le propagateur des doctrines de Bëer en France écrit lui-même que ces caractères sont plus ou moins perceptibles à nos sens ; qu'ils subissent, pendant la durée de la maladie, des modifications plus ou moins constantes. Et d'ailleurs si beaucoup de maladies, telles que l'inflammation , l'hypertrophie , l'atrophie, etc., sont communes aux diverses parties qui constituent le corps humain , il en est une foule de particulières à chaque organe , tenant à la structure de l'organe, et n'ayant aucun rapport avec les maladies des autres parties. La condition indispensable pour établir une méthode naturelle, à savoir : une réunion de caractères invariables, manque donc totalement en médecine ; ce n'est pas tout : appliquée à l'étude des maladies des yeux, la classification, d'après l'extension qu'on lui a donnée, ne tend qu'à entraver les progrès , et à embrouiller ce qui jusqu'alors avait été clair et précis. Je ne conçois pas, je l'avoue, que sachant fort bien que les signes fournis par les maladies ne sont pas fixes et faciles à saisir , que les modifications qu'ils subissent continuellement se prêtent peu au cadre nosologique , je ne conçois pas , dis-je , que celui-ci ait été néanmoins adopté. Était-il donc indispensable ? Eh ! mon Dieu, non. Peu importe, comme l'a dit M. Chomel, que les maladies soient distribuées méthodiquement ou classées, pourvu qu'elles soient présentées dans un ordre qui en rende l'exposition plus facile. Les classifications ne sont pas indispensables à l'étude de la pathologie ; on s'en est passé fort longtemps , et il n'est pas bien certain qu'elles aient eu quelque influence sur les progrès de la science.

Encore, si ce cadre n'eût été qu'inutile, mais il

est devenu fatal ; il a fallu chercher pour distinguer entre elles les divisions et subdivisions qu'il devait contenir, des différences constantes et perceptibles à nos sens. Or voici ce qui est arrivé : les caractères des maladies (c'est l'auteur des *Propositions sur l'ophthalmie* qui parle) sont anatomiques, chimiques (négligés et peu connus jusqu'à présent), et physiologiques; ces caractères réunis donnent une idée nette et complète des maladies. Je mets de côté les signes fournis par la chimie, négligés et peu connus (reproche que plus d'un professeur de la Faculté de Paris est loin d'accepter), il nous restera des caractères anatomiques et physiologiques.

Qui ne comprend maintenant le blâme que je viens d'adresser à la classification appliquée aux maladies des yeux? Il fallait, de toute nécessité, de la constance et de la fixité; vous n'avez pu en trouver que dans l'anatomie et la physiologie, et vous vous êtes restreint à ne puiser qu'à ces deux sources des signes qui, suivant les différentes formes sous lesquelles ils se produisent, vous servent, à l'exclusion de tout autre, pour établir une division de quarante et quelques ophthalmies à l'état de simplicité, de variété et de combinaison.

Il a fallu vraiment une imagination bien féconde pour épuiser tous les changements possibles dans la direction des vaisseaux; le système vasculaire de l'œil est devenu tout à la fois caméléon et protée. Tel arrangement de vaisseaux a été affecté particulièrement à telle ophthalmie, et la distingue des autres. D'une autre disposition, vous avez fait le caractère pathognomonique d'une autre variété. Ou bien encore, telle cause spéciale, dites-vous, n'agit jamais sans déterminer une vascularisation toujours la même, et quand cette forme se présente, vous la créez ophthalmie spéciale; vous lui donnez le nom de la cause déterminante, et cette cause est souvent une affection dont nous ignorons la nature : témoin l'ophthalmie rhumatismale, ainsi nommée parce que la cause *rhumatisme* l'engendrerait.

Qu'est-ce donc que le rhumatisme? Je pense

que, pas plus que moi, le disciple de Bëer n'a la prétention de définir cette dénomination, que les pathologistes affectent à une série de maladies toutes différentes entre elles. En effet, les phlegmasies aiguës ou chroniques des articulations; les douleurs qui occupent le tronc, les membres, le cœur, le poumon, le foie, l'estomac, les reins, la vessie, les muscles, la peau, lorsque ces douleurs ne sont point accompagnées des autres caractères de l'inflammation, tout cela, pour les auteurs, est du rhumatisme. Et si l'état actuel de la science nous offre à ce sujet des données un peu moins vagues, ne voit-on pas que j'y trouve encore des armes qui militent en faveur de ce que je viens d'avancer?

Cette variation dans la disposition des vaisseaux n'était cependant pas difficile à comprendre; il fallait en demander l'explication à l'anatomie; quel chaos n'aurait-elle pas évité! c'est un résultat de texture et non d'une affection spéciale. L'arrangement des vaisseaux de la sclérotique, par

exemple, ne ressemble en rien à celui de la con-
jonctive ; si l'on trouve des vaisseaux flexueux,
quand la conjonctive est enflammée, c'est que,
normalement, ils affectent cette forme et cette
direction dans le tissu de cette membrane; si la
sclérotique est malade, les vaisseaux apparaîtront
rayonnés, parce que telle est en effet leur dispo-
sition normale dans la sclérotique.

Aussi je me demande comment on a pu croire
qu'un tissu étant donné, une cause irritante, agis-
sant sur les vaisseaux qui le traversent, donnera à
ces vaisseaux une certaine forme et une certaine
direction, et telle autre cause une autre forme et
une autre direction? L'anatomie et le raisonnement
s'unissent pour combattre ces idées, et la pratique
elle-même leur donne journellement des démentis.
Ainsi, une paillette de fer incrustée dans la cornée,
produit instantanément une des dispositions vascu-
laires spécifiques allemandes; croira-t-on que la
cause *fer* ait quelque chose de spécifique? J'ai vu
des enfants nouveau-nés présenter cette disposi-

tion rayonnée, indice de l'ophthalmie rhumatis-
male. Je connais une dame, femme d'un de nos
confrères, chez laquelle cette même disposition
s'est manifestée plusieurs fois, et a toujours disparu
dans l'espace de quelques heures, et je n'ai trouvé
ni chez cette dame, ni chez ces nouveau-nés, rien
qu'on puisse rattacher à la grande division rhuma-
tismale.

Quittons cette première catégorie de caractères,
et arrivons à la seconde, qui réunit les caractères
physiologiques. Quels sont les signes fournis par
les altérations dans la physiologie de l'appareil de
la vision? La sécrétion peut être augmentée ou di-
minuée, plus ou moins épaisse, plus ou moins
âcre, plus ou moins colorée. La douleur peut re-
vêtir une foule de formes : démangeaison ou cuis-
son, sensation d'un grain de sable, élancements,
picotements ; elle peut être superficielle ou pro-
fonde, continue ou intermittente, etc., avec ou
sans photophobie, la vision est nette ou un peu
troublée, ou entièrement abolie ; elle est quelque-

fois pervertie, etc. Personne ne contestera tous ces phénomènes ; assurément ils servent à distinguer entre elles les diverses maladies ; mais, en se bornant à ces signes, le disciple de Bëer a encore agi comme pour ceux que lui avait fournis l'anatomie : ils ont encore été fixés comme appartenant invariablement à telle ou telle ophthalmie. Aussi n'accusé-je pas les caractères, mais bien la manière dont on les a employés. Réunis aux autres, ils ont une valeur incontestable dans le diagnostic, et, sagement combinés, ils sont aussi utiles qu'on a su les rendre nuisibles.

Pour appuyer ce que je dis, prenons un exemple dans les *quarante et quelques* ophthalmies, la première venue. Qu'est-il dit relativement à la sécrétion dans l'ophthalmie catarrhale : « Les paupières sont collées le matin par les mucosités desséchées; » ne le sont-elles pas aussi dans l'inflammation des follicules de Meïbomius, dans une simple blépharite? « Il y a larmoiement; » ne le rencontre-t-on pas toutes les fois qu'un obstacle quelconque obstrue le syphon lacrymal ? Et le reproche que je formule, je pourrais le faire sur ce qui concerne les autres altérations physiologiques, et cependant ce sont ces altérations qui nous guident dans la connaissance de l'affection existante. Que devons-nous donc en conclure ? Qu'on a commis la faute la plus énorme en pathologie, lorsqu'on a dit que deux caractères réunis donnent une idée nette et complète des maladies. Cette proposition est aussi fausse en ophthalmologie qu'en pathologie générale.

A mon avis et à celui de beaucoup d'autres, pour avoir une idée de la maladie, il ne suffit pas d'en connaître le siége ; il est indispensable de peser avec soin toutes les causes, prédisposantes, déterminantes et occasionnelles : ainsi les miasmes, les virus ; ainsi l'influence des vents, de la lumière, des localités, des aliments, des affections morales ; ainsi le sexe, le tempérament, la constitution, les habitudes, la profession, l'hérédité, etc. ; il faut recueillir toutes les indications fournies par les signes avant-coureurs ; il faut surtout puiser à cette grande source que l'on nomme symptômes ; il faut étudier attentivement la marche, dans son type, ses périodes et les circonstances qui la modifient ; les diverses terminaisons, les convalescences, les phénomènes consécutifs, les récidives, le traitement lui-même; joignez à cela tous les éclaircissements que l'on peut tirer de l'anatomie pathologique. C'est ainsi que l'on se fait une idée de la maladie, et je n'oserais encore affirmer qu'on pût l'avoir nette et précise. En ai-je assez dit pour faire voir de quelle insuffisance sont les signes matériels pris dans l'œil pour la distinction et la classification des différentes ophthalmies?

Ces quarante et quelques ophthalmies ont donc été (qu'on me passe l'expression, je la crois juste) bâties de toutes pièces. C'est l'homme de cabinet et non le praticien qui en a fourni les matériaux, aussi peu solides que la pierre fondamentale sur laquelle il les a posés. J'espère qu'on me pardonnera de m'être étendu aussi longuement sur ce sujet; il était assez important pour mériter une sérieuse discussion, et je ne regretterai pas de l'avoir entreprise, si je suis parvenu à prouver que les opinions allemandes tendent à conduire l'étude des maladies des yeux dans une fausse route. L'oculistique s'est traînée de longues années dans l'empirisme faute de connaissances, craignons de la replonger dans l'obscurité par un défaut contraire. Il est arrivé déjà qu'à force de vouloir créer, nos confrères d'outre-Rhin ne peuvent plus s'entendre même entre eux. L'ophthalmie arthritique de l'un est l'ophthalmie érysipélateuse de l'autre, pour un troisième c'est le chémosis. Il ne faut pourtant pas que le langage ophthalmologique dégénère en une véritable Babel. *Melius est sistere gradum quam progredi per tenebras.*

Je me résume :

S'il est vrai que la France soit la première patrie de l'oculistique ;

S'il est vrai que cet art y ait été créé au xvie siècle, par Guillemeau, et non au xviiie, comme on l'a dit ;

S'il est vrai que les oculistes français ont illustré ce même XVIIIe siècle,

Il ne l'est pas moins que les chirurgiens de notre époque soutiennent la réputation que leur ont léguée leurs anciens, et tout reproche disparaît devant les faits.

Je dirai avec la même assurance, et je crois avec la même vérité : La classification qu'on a voulu introduire chez nous est inutile, impossible et, qui pis est, dangereuse ; les distinctions d'ophthalmie sont imaginaires, contraires à l'anatomie, contraires à la pratique, contraires même à la raison.

Élève particulier de feu le professeur Sanson, de l'homme qui, de nos jours, a rendu le plus de services à la chirurgie oculaire, c'est à ce titre que je ferai tous mes efforts pour empêcher que la confusion ne réagisse, ainsi que cela a déjà eu lieu, sur la thérapeutique, aux progrès de laquelle doivent aboutir toutes nos recherches, et mon but sera entièrement atteint si je parviens à fixer un peu plus l'attention vers le côté pratique de l'ophthalmologie.

Je me suis abstenu de prononcer, dans le cours de ce chapitre, le nom du disciple de Bëer ; j'ose donc espérer qu'il me pardonnera la manière un peu sévère dont j'ai traité ses idées ; de mon côté, je suis tout disposé à oublier la façon peu courtoise avec laquelle il a cru pouvoir se permettre de blâmer les chirurgiens français.

CHAPITRE II.

Des sens en général et du sens de la vue en particulier.

Je ne connais pas de division plus simple et en même temps plus complète que celle qui établit les distinctions principales des trois grands règnes de la nature : les minéraux croissent ; — les végétaux croissent et vivent ; — les animaux croissent, vivent et sentent. En effet, l'acte de la vie, par lequel les organes s'entretiennent et s'accroissent, sépare essentiellement les minéraux des plantes, et l'intervalle est immense entre ces dernières et l'échelle animale, à laquelle est réservé le privilége des sensations; mais, parmi tous les êtres semés à la surface du globe, l'homme est celui qui possède au plus haut degré ce complément de l'existence. A lui seul il a été donné non-seulement de sentir, mais de comprendre et d'analyser les innombrables sensations qui l'assiégent; de les combiner entre elles, et de les soumettre à l'action de son intelligence, pour réagir ensuite, à son profit, sur tout ce qui l'entoure, en véritable roi de la création.

Les nerfs sensoriels nous transmettent à l'aide d'une impression spéciale, appelée *sensation*, l'état de notre corps et des corps qui nous environnent. — La manière de sentir varie pour chacun de ces nerfs, disposés d'ailleurs dans des appareils différents; de là des sens divers, bien que concourant en réalité aux mêmes résultats. Chacun sait qu'il existe cinq sens : la vue, l'odorat, l'ouïe, le goût et le toucher. — La chaleur et le froid, le plaisir et la douleur, et les innombrables modifications qui peuvent exister entre ces quatre extrêmes, telles sont les sensations qui nous sont transmises par le toucher. — Le goût, très-voisin du toucher, nous avertit des nombreuses variétés qui constituent les saveurs, désignées par Boerhaave, Haller et Linné sous le nom d'*acides*, de *douces*, d'*amères*, d'*âcres*, de *salées*, d'*alcalines*, de *vineuses*, de *spiritueuses*, d'*aromatiques*, d'*acerbes*. — Un corps élastique ne peut vibrer à notre voisinage sans que cet ébranlement nous soit communiqué par l'ouïe. — C'est à l'aide de l'odorat que nous respirons les parfums embaumés, et que nous fuyons les aromes *fétides*, *vireux* et *nauséeux* de Linné.

Mais de tous les dons que l'homme a reçus du sublime Architecte du monde, le plus admirable est assurément le sens de la vue. On a dit que les autres sens, comparés à celui-ci, présentaient quelque chose de grossier; que leurs fonctions semblaient plus serviles : sans doute, celui qui s'exprimait ainsi avait oublié les touchantes pages écrites sur les cloches par l'auteur du *Génie du christianisme*. Supposez M. de Chateaubriand

sourd de naissance, et ces admirables pages n'exis-
teraient pas. — Aucun de nos sens n'est grossier
ni servile ; leur finesse est exquise ; les erreurs que
l'un d'eux peut commettre sont redressées par les
autres, se servant ainsi de complément mutuel.
Plus de noblesse néanmoins semble être attachée
à l'organe de la vision.

Situés à la partie supérieure du corps, comme
pour voir de plus loin, les yeux ressemblent à des
sentinelles destinées à embrasser la connaissance
du monde extérieur, à saisir les rapports qui nous
unissent avec les êtres dont nous sommes envi-
ronnés, pour signaler à l'homme les jouissances
auxquelles il est appelé à participer, pour le tenir
en garde contre les périls de toute espèce dont il
est menacé. — C'est à l'aide des yeux que l'homme
mesure la terre et interroge les astres :

> . . . . Cœlum que tueri
> Jussit et erectos ad sidera tollere vultus.

C'est dans ce double miroir que viennent s'agiter,

ainsi que je l'écrivais dernièrement, les pensées les plus douces, les plus suaves, les plus vives, les plus ardentes, les plus amoureuses, les plus dédaigneuses, tout ce je ne sais quoi enfin qui seul répand la vie autour de nous (1). Que l'artiste veuille peindre la Pudeur, il la représentera les yeux baissés; — le poëte inspiré lèvera les yeux au ciel. — Dans la fureur l'œil semble sortir de l'orbite,—, il s'agrandit dans l'admiration, — il est fixe dans la terreur. — Double miroir, en effet, qui transmet à l'homme l'image du dehors, et qui transmet au dehors l'image de l'homme lui-même.

(1) *Revue médicale,* par le docteur Magne, dans le journal *le Voleur* et *le Cabinet de lecture réunis.*

CHAPITRE III.

Anatomie de l'appareil oculaire.

L'appareil oculaire est constitué par cinq parties essentiellement distinctes : 1° les organes protecteurs (*tutamina oculi*) ; 2° l'instrument d'optique, qui comprend la presque totalité du globe oculaire ; 3° l'organe immédiat de la fonction dévolue à la rétine et au nerf optique ; 4° un appareil moteur ; 5° un appareil de sécrétion.

Les yeux sont logés dans deux cavités qui ont reçu le nom d'*orbites*, cavités entièrement composées de pièces osseuses, qui appartiennent aux os de la face ; savoir : le *frontal*, le *sphénoïde*, le *maxillaire supérieur*, le *palatin*, le *malaire*, le *lacrymal* et l'*ethmoïde*. La face extérieure de l'œil, destinée à livrer passage aux rayons lumineux, exigeait une ténuité de tissus indispensable pour produire la transparence, et partant une certaine fragilité ; mais, outre que les voiles palpébraux protégent l'appareil de la vision contre le contact extérieur, le rebord orbitaire dépasse assez ordinairement le bulbe. La solidité des cavités qui reçoivent les yeux indique assez quelle importance la nature attachait à ces organes ; mais, eu égard à leur consistance molle, l'enveloppe de protection pouvait leur nuire par sa dureté même : un coussinet graisseux s'oppose à un semblable inconvénient, de sorte que la coque oculaire ne se trouve que médiatement en contact avec l'orbite.

1° *Organes protecteurs de la vision.*

A. *Les sourcils.* — Ils sont formés par une

réunion de poils qui s'inclinent les uns sur les autres, de la racine du nez vers les tempes, en décrivant un arc de cercle, plus large et plus épais du côté nasal, et se terminant en pointe vers les régions temporales. Les sourcils augmentent la saillie déjà produite par la moitié supérieure de l'arcade orbitaire ; ils sont, suivant les races, noirs, châtains, blonds, roux et quelquefois entièrement blancs. On sait tous les mouvements produits dans la physionomie par le jeu des sourcils, qui peignent si bien la joie, l'admiration, la stupeur ; mais, pour nous restreindre aux notions qui seules nous importent à connaître ici, nous dirons que les sourcils servent à ombrager l'organe de la vue, à en éloigner les corps étrangers et à détourner la sueur dont le front est parfois inondé.

B. *Les paupières et les cils.* — Ces voiles membraneux sont au nombre de quatre : deux supérieurs et deux inférieurs. Les premiers continuent la peau du front et des sourcils, les seconds prolongent les téguments de la joue. Il existe des différences notables entre la paupière supérieure et l'inférieure : celle-ci est étroite et presque immobile, celle-là au contraire est large et jouit de mouvements très-actifs; toutes deux se terminent par une rangée de poils dont nous parlerons tout à l'heure, et qui ont reçu le nom de *cils*. Quand les yeux sont ouverts, l'espace compris entre les paupières porte le nom d'*ouverture palpébrale;* les points où elles se joignent ont été désignés par les dénominations de *grand canthus, grand angle* ou *angle interne* pour le côté nasal, et *petit angle, petit canthus,* ou *angle externe* pour le côté temporal. La peau des paupières est excessivement fine et lâche, marquée, surtout à la paupière supérieure, de plis longitudinaux. Quatre autres couches sous-jacentes à la peau forment le tissu de ces organes. Ce sont, de dehors en dedans : une *couche cellulaire;* une *couche musculaire* qui comprend *l'orbiculaire,* commun aux deux voiles, et *l'éléva-teur de la paupière,* qui, ainsi que son nom l'indique, n'appartient qu'à cette dernière ; une *couche fi-breuse*, et enfin une *membrane muqueuse* qui, après avoir tapissé la face interne des paupières, s'étend ensuite sur le globe de l'œil ; c'est la *conjonctive oculo-palpébrale.*—Ajoutons, pour être complet, qu'un grand nombre de vaisseaux lymphatiques traversent les voiles palpébraux. — Chaque paupière est terminée à son bord libre par un *tarse* ou arc cartilagineux, destiné à la renforcer ; c'est sur la marge de ce *tarse*, et dans le bourrelet qui le recouvre, que sont placées de petites *bourses* ou *bulbes*, ou *matrices*, dans lesquelles les *cils* s'implantent sur une seule rangée, mais dans un ordre irrégulier. Ceux-ci, de couleur variée, comme les sourcils, plus longs et plus épais au milieu du bord palpébral qu'aux commissures, affectent une courbure dont la convexité regarde l'œil.— Une série de *glandes* ou de *follicules sé-bacés* complète le tissu des paupières : ce sont les glandes de MEÏBOMIUS, connues de toute antiquité, mais parfaitement décrites pour la première fois par cet anatomiste en 1666. — Situés derrière le *cartilage tarse*, implantés dans de petits sillons, sur une couche de tissu cellulairé, et recouverts par la conjonctive, ces corpuscules, offrent trois séries inégales, d'un jaune-rouge, plus volumineuses au centre des paupières qu'aux extrémités, et marquées surtout à la paupière supérieure.

C'est à juste titre que HALLER désigne les sourcils et les paupières sous le nom de *tutamina oculi*, protecteurs de l'œil. Nous connaissons déjà l'usage des sourcils. Quant aux paupières, par leur occlusion, elles défendent le globe de l'œil contre les agents extérieurs. Les *cils*, en se rapprochant, diminuent l'influence de la lumière ; cette sensation est surtout remarquable quand on passe subitement d'un endroit obscur au grand éclat du jour ; les personnes qui, à la suite de la petite vérole, ou d'une *blépharite*, ont perdu leurs cils, ont toutes la vue très-tendre, les yeux injectés, et sont singulièrement offusquées par la lumière artificielle.

2° *De l'instrument d'optique ou globe oculaire.*

Le globe oculaire présente à étudier, dans sa structure, des tissus bien différents. Composé de plusieurs humeurs à l'intérieur, il offre extérieurement une coque, de forme sphéroïdale, ferme et résistante, constituée de dehors en dedans par cinq membranes, qui sont : la *conjonctive*, déjà nommée, la *cornée*, la *sclérotique*, la *choroïde* et la *rétine*. Six muscles sont chargés d'exécuter les mouvements de l'œil. Nous verrons tout à l'heure comment cet organe est divisé en deux chambres, l'une antérieure, l'autre postérieure. — Commençons d'abord par exposer brièvement les caractères qui distinguent chacune des membranes de l'œil.

A. *Conjonctive oculaire*. — C'est cette même membrane muqueuse, qui, après avoir recouvert les paupières, se prolonge sur le globe de l'œil, en tapissant aussi la cornée ; longtemps on a nié l'existence de la *conjonctive* sur cette dernière membrane. On cite même encore quelques auteurs qui nient cet état anatomique, entre autres, MM. Ribes et Éblé ; mais les travaux de Rolando et de la plupart des anatomistes modernes, sont venus confirmer le fait établi par Winzlow, et corroboré par les injections de Scarpa.

B. *Cornée transparente.* — Sous la conjonctive se trouvent immédiatement deux autres membranes, l'une antérieure, c'est la cornée ; l'autre, située plus en arrière, c'est la sclérotique. La *cornée transparente*, ainsi nommée par opposition à la *sclérotique*, que les anciens désignaient sous le nom de *cornée opaque,* est une membrane qui ressemble, en effet, à une corne mince et polie ; elle jouit d'une transludicité parfaite ; sa forme est celle d'un verre de montre, convexe en dehors, concave en dedans ; elle s'enchâsse, par sa circonférence, dans un sillon que quelques anatomistes ont comparé à la gouttière creusée pour recevoir le verre d'une montre ; mais son moyen d'union est en réalité formé à l'aide d'un sillon taillé sur sa face externe, et s'adaptant à un autre biseau taillé aux dépens de la face interne de la *sclérotique.*

C. La *sclérotique* ou *cornée opaque* forme la portion la plus résistante de la coque oculaire, et constitue ce que l'on appelle vulgairement *le blanc de l'œil.* Elle s'étend de l'insertion du nerf optique, en arrière, jusqu'à la cornée, en avant; elle est perforée aux deux extrémités de son diamètre antéro-postérieur, d'une part, pour le passage du nerf, et, d'autre part, à l'endroit où elle s'unit avec la cornée en avant. La *sclérotique* est sous-jacente à la conjonctive, et recouvre elle-même une autre membrane de l'œil : la *choroïde.*

D. La *choroïde* se moule exactement sur la *sclérotique*; elle en représente le trajet et les dimensions. Son nom lui vient à tort d'une certaine ressemblance avec le *chorion*, l'une des enveloppes du fœtus. Elle est molle, facile à déchirer, distendue par une grande quantité de vaisseaux, et adhère à la *sclérotique* à l'aide d'un tissu celluleux assez lâche ; sa face scléroticale est recouverte de l'enduit. *réticulaire* de MALPIGHI, substance noirâtre dont on retrouve l'analogue dans d'autres parties du corps. Par sa face interne, la *choroïde* répond à la *rétine*, dont nous ne tarderons pas à nous entretenir.

E. *De l'iris et de la pupille.* — Nous avons dit que le bulbe oculaire est divisé, dans son intérieur, en deux compartiments qui constituent les *chambres antérieure* et *postérieure*. La cloison qui établit ces deux divisions est formée par un anneau membraneux que RUFFIN, d'Éphèse, a nommé *iris*, à cause de sa coloration variée. C'est, en effet, l'*iris* qui indique la couleur des yeux. Ainsi, quand, en langage du monde, on parle d'un œil noir, d'un œil brun, d'un œil bleu, cette locution équivaut à dire : Que chez les personnes dont il s'agit, l'*iris* est noir, brun ou bleu. L'*iris* offre dans sa structure deux lames légèrement adhérentes à sa grande circonférence, et intimement liées à mesure qu'on se rapproche de l'*ouverture pupillaire.* On donne le nom d'*uvée* à la face postérieure de l'*iris*, à cause d'un vernis noir dont elle est revêtue ; quant à la face antérieure, une membrane, dite de l'*humeur aqueuse*, la recouvre, au dire de tous les anatomistes ; c'est cette même membrane dont Demours et Descemet se sont si longtemps disputé la découverte. Je serais assez fondé à penser que la susdite membrane ne s'en tient pas à tapisser la face antérieure de l'iris, mais qu'elle en recouvre également la face postérieure ; — des faits pratiques me font aussi supposer la présence de cette membrane beaucoup plus loin dans les profondeurs de l'œil.— Ces hypothèses ne sont nullement indispensables à nos descriptions actuelles ; et, d'ailleurs, ce n'est pas ici le lieu de traiter cette importante question anatomique.

L'*iris*, outre ses deux faces, présente encore deux circonférences : la grande, l'externe, correspond au *cercle ciliaire*, à la *choroïde* et aux *procès ciliaires* dont il sera parlé plus bas ; la petite circonférence porte aussi le nom de *cercle* ou *anneau pupillaire* ; elle limite un espace circulaire, bien entendu, noirâtre, que dans le monde on appelle la *prunelle*, et auquel les médecins donnent le nom de *pupille*. — Cette ouverture, pratiquée au centre de l'*iris* comme avec un emporte-pièce, n'est pas d'une médiocre importance, car c'est à travers cette petite fenêtre que la lumière pénètre au fond de l'œil. — Qu'une *opacité*, une *taie* survienne au centre de la *cornée*, en face de la *pupille*, et la vue sera abolie; que, par une cause quelconque, le diamètre de la *pupille* s'accroisse ou diminue dans des proportions notables, la vision sera singulièrement compromise; en effet, pour que celle-ci s'exerce convenablement, il est essentiel que l'*iris* jouisse de sa vitalité, qui lui permet de diminuer l'orifice *pupillaire* quand le jour est éclatant, de l'élargir au contraire sitôt que les ténèbres ont succédé à la lumière; enfin, qu'une opacité quelconque, sang, pus, *fausse membrane, cataracte,* se trouve interposée entre la *pupille* et la *rétine*, et la vision cesse de s'exercer.

L'*iris* est-il entièrement plan ou légèrement convexe en avant ? C'est une question sur laquelle les anatomistes ne sont guère d'accord ; peu nous importe, l'essentiel, je crois, était de bien faire comprendre au lecteur le rôle de la *pupille*, ou *prunelle*, ou *point visuel*. Encore un mot sur cette ouverture : Elle peut ne pas exister chez l'enfant, c'est-à-dire qu'une pellicule la masque complétement, pellicule normale lors de la naissance et disparaissant quelque temps après, mais constituant, lorsqu'elle persiste, une affection grave qui prive le sujet de la vue et nécessite une opération dont il sera question au chapitre des affections visuelles de l'enfance. WACHENDORFF paraît être le premier qui ait reconnu l'existence de cette membrane, appelée, à cause de son siége, *membrane pupillaire* ; mais c'est au savant professeur JULES CLOQUET que nous en devons la description parfaite ; WACHENDORFF l'avait découverte en 1738.

F. *Des procès ciliaires.*—De petites dentelures

membraneuses et traversées de nombreux vais-
seaux, rayonnant à la circonférence du *cristallin,*
et se réunissant en un anneau qui figure assez bien
le disque d'une fleur radiée, tel est l'aspect que
présente le *corps ciliaire.* Il existe ordinairement
de soixante à soixante-dix dentelures ou *procés,*
le nombre en est même porté parfois jusqu'à qua-
tre-vingts et au delà. Les bases de ces petites py-
ramides se réunissent en avant et touchent à l'*iris ;*
en arrière, c'est-à-dire par leur sommet, elles en-
vironnent le cristallin comme pour le maintenir
en place, mais ne contractent en réalité aucune
adhérence intime avec lui.

On vient de passer successivement en revue les
diverses membranes qui forment la coque de
l'œil ; nous avons dit aussi que cet organe est di-
visé en deux parties inégales appelées *chambres.*
Voyons actuellement comment ces deux chambres
sont formées.

G. *De la chambre antérieure de l'œil, de l'hu-
meur aqueuse et de sa membrane.* — On donne le

nom de *chambre antérieure* de l'œil au petit espace compris entre la face postérieure de la *cornée* et la face antérieure de *l'iris;* si je me suis bien expliqué, et si j'ai été compris, chacun sait déjà d'avance que l'espace en question consiste en un segment de sphère, dont la *cornée* serait l'arc et dont *l'iris* serait la corde. Cet espace, fort rétréci d'ailleurs, est entièrement rempli d'un liquide connu sous le nom d'*humeur aqueuse*, humeur qui existe aussi dans une partie de la chambre postérieure, et qui, par sa limpidité, donne de la transparence à l'œil, en même temps qu'elle maintient les deux chambres à une distance convenable. — Une membrane *séreuse* est chargée de renouveler *l'humeur aqueuse :* nous en avons déjà fait mention plus haut; il s'agit de la membrane de DEMOURS ou de DESCEMET, qui tapisse la face postérieure de la *cornée* et la face antérieure de *l'iris.* Son trajet est-il alors terminé? *Adhuc sub judice lis est.* L'activité de cette membrane est prodigieuse; d'un jour à l'autre elle renouvelle l'humeur aqueuse, alors que celle-ci s'est écoulée au dehors, soit dans l'opération de la *cataracte* par *extraction*, soit à la suite d'une plaie pénétrante de l'œil. La membrane de Demours est facile à s'enflammer, et les résultats de cette inflammation sont très-compromettants pour la vision, si l'art n'intervient énergiquement.

H. *De la chambre postérieure de l'œil, de l'humeur vitrée et de sa membrane; — du cristallin et de sa capsule.* — Tout l'espace qui s'étend de la face postérieure de *l'iris* à la naissance du *nerf optique*, constitue la *chambre postérieure;* on trouve successivement, et d'avant en arrière, dans cette chambre qui occupe la plus grande partie du globe oculaire : un peu d'*humeur aqueuse*, le *cristallin* et sa *capsule*, le *corps vitré* et sa *membrane*. Nous allons étudier rapidement ces différentes parties.

On appelle *cristallin*, ou *lentille cristalline*, un corps de forme lenticulaire, logé dans une fossette concave, taillée sur le corps vitré. C'est le cristallin que nous voyons chaque jour dans les poissons que l'on sert sur nos tables, et qui se présente sous l'aspect d'une petite boule blanche, dure au centre, s'écaillant facilement à la circonférence. — Par sa face antérieure, un peu moins convexe que la postérieure, le cristallin baigne dans l'humeur aqueuse de la chambre postérieure. Une membrane qui lui est propre le fixe au *corps vitré;* et l'on sait déjà que les *procès ciliaires* concourent, quoique faiblement, au même but. La *capsule cristalline* forme un sac sans ouverture, et enveloppe exactement le *cristallin ;* tout cet appareil est parfaitement transparent à l'état normal, chez les adultes du moins ; car, chez les vieillards, le *cristallin* revêt une couleur ombrée, et, chez les enfants, il présente une coloration légèrement rougeâtre. Entre le *cristallin* et la *capsule* se trouve une humeur indiquée pour la première fois par MORGAGNI, et que certains anatomistes ne considèrent que comme la partie la plus externe et la plus molle de l'organe.

Une croyance populaire, très-répandue aussi parmi les personnes les plus éclairées, place la *cataracte* à la surface de l'œil ; chacun croit que cette maladie est constituée par une peau blanchâtre située sur la *cornée*. Rien n'est moins vrai : le siége de la *cataracte* est dans la *chambre postérieure* de l'œil, et c'est le *cristallin* lui-même qui se trouve frappé d'opacité. La couleur blanchâtre, signe le plus habituel de cette maladie, ne s'aperçoit qu'au fond de la pupille et à travers cette ouverture ; il sera facile de s'en convaincre en examinant de côté l'œil des personnes atteintes de *cataracte :* la *cornée* reste avec toute sa transparence. Cette erreur, d'ailleurs, fut commise longtemps par ceux qui nous ont précédés dans la carrière, et il y a à peine un siècle que l'ancienne Académie de chirurgie retentissait des débats sur le siége de la *cataracte*. Toutefois, les anciens chirurgiens, dans la croyance que l'opacité était produite par une peau blanchâtre, ne se trompaient point quant au lieu où ils la plaçaient.

R.

Il n'est nullement téméraire, et il est assez curieux de dire que l'opération de la *cataracte,* si précieuse par ses merveilleux résultats, est due justement à l'erreur de nos devanciers. En effet, nous savons aujourd'hui que le *cristallin* n'est qu'un organe de perfectionnement de la vision, que ce sens peut exister indépendamment de lui, à un moindre degré il est vrai. Mais nos vieux maîtres n'avaient point connaissance de ce fait démontré par KOEPLER, et fort heureusement sans doute ; car, s'ils eussent pu se douter que la *cataracte* était une opacité du cristallin, ils n'auraient jamais tenté l'opération, considérant comme incurable l'absence de transparence dans un organe aussi important. Quoi qu'il en soit, attaquer une peau blanche située dans les profondeurs de l'œil, était certes une tentative assez hardie et dont les générations présentes doivent garder reconnaissance aux générations passées.

Nous reparlerons ailleurs de la *cataracte ;* revenons, pour le moment, dans la chambre postérieure de laquelle cette petite digression nous a fait sortir. *L'appareil cristallin* n'occupe qu'une bien petite partie de la seconde chambre de l'œil, comparée au corps vitré qui la remplit presque en entier. La masse vitrée, appelée improprement *humeur vitrée*, puisqu'elle a la consistance d'une gelée, est molle, tremblante et transparente ; elle offre l'aspect d'une sphère, légèrement aplatie en avant et creusée en cupule pour recevoir le *cristallin*. La coque oculaire n'est pas la seule enveloppe donnée par la nature au *corps vitré*; il en possède une qui lui est particulière et que les anatomistes désignent par le nom de *membrane hyaloïdienne*. On conçoit très-bien l'utilité de cette espèce de robe pour maintenir en une seule masse toutes les cellules du *corps vitré*.

Qu'on me permette de placer ici une réflexion pénible. La transparence du corps vitré est indispensable à la vision, de même que la transparence des autres milieux de l'œil ; suivant la plupart des chirurgiens, cette transparence peut s'altérer, et offrir une couleur verdâtre, ainsi que l'indique le nom de *glaucome* qui désigne cette maladie ; maladie affreuse dont on ne guérit guère, j'allais presque dire dont on ne guérit pas. Nous vivions dans cette croyance que le *glaucome* est une affection du corps vitré, quand un oculiste anglais vint nous dire, dans un excellent livre d'ailleurs : Le *glaucome* n'est pas ce que vous pensez, c'est une maladie de la rétine. Puis un autre chirurgien arriva tout dernièrement, qui nia ces deux hypothèses et plaça le *glaucome* dans la totalité du globe oculaire. Que fit le public médical dans ces circonstances ? Rien ; car ces questions l'occupent peu ; depuis longtemps il s'est habitué à abandonner l'oculistique aux spécialistes. — Ces derniers ont-ils donc fait davantage ? Nullement ; et malgré ma grande habitude des maladies des yeux, j'avoue que sur un sujet aussi grave, je suis dans une ignorance complète, ignorance dans laquelle je resterai, dans laquelle nous resterons, jusqu'à ce que l'autorité compétente se soit décidée à créer ce qui existe partout, en Angleterre, en Belgique, en Russie même, un hôpital consacré aux malades affectés de la vue !

Paris possède des établissements spéciaux pour les accouchements, pour les maladies de la peau, pour les affections vénériennes, et il n'en existe point pour les maladies des yeux. Nous avons, il est vrai, les *Quinze-Vingts*, hôpital dirigé par des médecins recommandables et dont j'honore le talent; mais la clinique des *Quinze-Vingts* a-t-elle jamais produit un résultat? A-t-on jamais pensé à nommer un oculiste pour cet établissement? Et, d'ailleurs, suffit-il, pour éclairer l'ophthalmologie, d'un hôpital dans lequel on ne peut entrer qu'à la double condition d'être vieux et aveugle incurable ?

Je le dis avec peine, mais c'est un devoir que je remplis, l'état actuel nous fait honte; c'est plus que de la honte, c'est de l'inhumanité. L'oculistique est une spécialité indispensable qui réclame une étude toute particulière, par conséquent des établissements particuliers. On a beau dire que le médecin est propre à tout, que les spécialités sont superflues ; tous les médecins de bonne foi avouent qu'ils n'oseraient tenter l'opération de la cataracte et de la pupille artificielle, tandis qu'ils n'hésitent pas à pratiquer l'opération de la hernie étranglée. Espérons donc que le temps viendra où un hôpital ophthalmique fournira aux oculistes les moyens d'agrandir le champ de la science et de remplacer les théories par de solides données pratiques.

3° *De l'appareil nerveux de la vision ou de la rétine et du nerf optique.*

On ne saurait trop admirer l'inimitable mécanisme qui préside à la structure de l'homme ; non-seulement la machine est divinement organisée pour fonctionner, mais chaque partie du tout a été entourée de soins en raison de son importance : l'œil est un exemple frappant de cette vérité ; ainsi des milliers de fibres nerveuses traversent en tous sens l'appareil oculaire, elles rampent sinueuses à sa surface, leur étendue est variable, leur siége est parfois sous la peau, donnant la vie et le mouvement à l'œil, et susceptibles d'être exposées aux accidents sans trop d'inconvénients, puisqu'elles sont aptes à se suppléer au besoin. Mais quand il s'est agi du nerf immédiat de la vision, le Créateur a voulu entourer de toutes les précautions possibles l'appareil destiné à présider au plus noble des sens; aussi voyons-nous dans les *nerfs optiques* des cordons beaucoup plus courts et plus gros que les autres nerfs encéphaliques, condition assurée de solidité; de plus ils sont placés au fond de l'orbite, protégés de tous côtés par la cage osseuse. Il en est de même de la rétine, épanouissement du nerf optique; défendue aussi par l'arcade orbitaire; elle est en outre la membrane la plus profonde de l'œil, celle par conséquent qui se trouve exposée la dernière à l'influence fâcheuse des agents extérieurs.

Les *nerfs optiques* sont au nombre de deux, un pour chaque œil. Ils naissent en arrière d'une portion du cerveau qui a reçu le nom de *couche des nerfs optiques*, et s'entre-croisent, suivant les uns, ou ne font que se toucher, selon les autres ; une troisième opinion admet qu'ils s'envoient réciproquement quelques fibres ; toujours est-il que leur réunion représente très-bien une croix de Saint-André ; de telle sorte qu'à leur origine ils sont écartés, puis se rapprochent pour s'éloigner derechef, à mesure qu'ils avancent vers l'orbite. Parvenus au fond de cette cavité, les *nerfs optiques* y pénètrent au moyen d'un trou dit *optique*, et à travers un anneau fibreux sur lequel s'insèrent les muscles de l'œil, dont il sera question plus bas, ils parviennent enfin au bulbe oculaire, dans lequel on admet qu'ils s'épanouissent en une membrane mince : c'est la *rétine*, pellicule molle, transparente, qui tapisse la face interne de la coque oculaire, et vient se perdre avant de toucher à la *cornée*. Sœmmering a découvert sur la face interne de la *rétine*, à 5 millimètres environ de l'insertion du *nerf optique*, une petite tache jaunâtre, percée à son centre d'un pertuis irrégulier. Les médecins ont ignoré jusqu'à la fin du siècle dernier l'existence de cette tache; nous ignorons nous-même quelle fonction elle est destinée à remplir.

4° *Des six muscles de l'œil.*

Le lecteur sait maintenant la disposition des différentes parties qui concourent à protéger l'œil, à former son appareil d'optique et son appareil de sensation; mais il ignore encore de quelle manière l'organe se meut, pour se diriger promptement et sûrement vers les corps extérieurs avec lesquels il veut se mettre en relation. Plusieurs muscles sont destinés à cet usage, et il ne sera pas indifférent de les passer en revue, ne fût-ce qu'à propos de la grande question du strabisme qui a tant occupé, dans ces dernières années, les chirurgiens et le public lui-même.

Six muscles président aux mouvements du globe oculaire, qui sont :

1° Le *muscle droit supérieur (attollens, super-bus)*. Il prend naissance, de même que les cinq autres, en arrière, à l'anneau fibreux situé au fond de l'orbite, et dont je viens de parler à l'instant; puis il va se fixer à la partie supérieure du globe sur la sclérotique. Ce muscle est chargé de porter l'œil en haut. 2° Le *muscle droit inférieur (deprimens, pudibundus)* chargé d'une fonction tout opposée; il prend naissance comme son antagoniste, et comme lui aussi se fixe sur la *sclérotique*, mais à la partie inférieure de la coque oculaire. 3° Le *muscle droit interne (amatorius, bibitorius, libidinosus)*, plus court que tous les autres, se termine à la partie antérieure et interne du globe; c'est par lui que l'œil se porte du côté du nez. 4° Le *muscle droit externe (indignatorius)* va se perdre sur la sclérotique, à sa partie externe, en s'amincissant; il attire l'œil en dehors, du côté de la tempe. 5° Le *muscle grand oblique* ou *oblique supérieur (patheticus)*, le plus long des muscles oculaires, monte obliquement, en longeant la paroi interne de l'orbite, pénètre dans une petite poulie fixée à cette cavité, et descend ensuite s'insérer à la partie interne et supérieure de la sclérotique. 6° Enfin le *muscle petit oblique* ou *oblique inférieur* (*obliquus inferior*) se fixe aussi à la sclérotique, entre les insertions des *muscles droit externe* et *droit supérieur*. Les deux *obliques* contre-balancent l'action des muscles droits. — Tels sont les organes qui tiennent constamment le globe de l'œil en activité, sans danger de le blesser; car, ainsi que je l'ai fait remarquer plus haut, ces mouvements multipliés se font sur un coussinet graisseux qui enveloppe la coque oculaire.

5° De l'appareil sécréteur et excréteur des larmes.

Le Créateur n'a rien fait à moitié : empêcher l'œil d'être lésé dans ses mouvements, c'était beaucoup, ce n'était point assez; un nouvel appareil nécessite encore une description, c'est l'*appareil sécréteur et excréteur des larmes*, destiné à fournir à l'œil un fluide qui en lubrifie la surface, et à expulser au dehors ce liquide dès que sa tâche a été remplie.

L'appareil sécréteur n'est autre que la *glande lacrymale*, organe que le public confond avec une autre petite glandule située à l'angle interne de l'œil, que nous nommons *caroncule*, et qui n'a rien de commun avec la glande qui nous occupe. Celle-ci est située sous la cavité orbitaire, à sa partie supérieure, antérieure et externe ; la couleur en est grisâtre, la forme ovoïde, et la grosseur celle d'une amande. Elle est composée, comme les glandes, de petits lobules pénétrés de canaux excréteurs qui viennent s'ouvrir séparément et verser les larmes à la face interne de la paupière supérieure, près du cartilage tarse, dont le lecteur connaît déjà la disposition. Sans m'arrêter à la description des larmes, que tout le monde connaît, — qui n'en a pas répandu plusieurs fois dans sa vie ! — je dirai qu'elles sont composées d'eau, d'un mucilage et de sels de soude et de chaux.

Rien de plus simple que l'*appareil de sécrétion* des larmes; il n'en est pas de même pour l'*appareil d'excrétion*, qui est au contraire fort compliqué et se compose des *points* et des *conduits lacrymaux*, du *sac lacrymal*, du *canal nasal*, enfin de la *caroncule lacrymale*, déjà nommée, dont la fonction consiste à lubrifier les parties environnantes.

Les *points lacrymaux* existent au nombre de deux pour chaque œil; ils sont situés à l'angle interne des paupières; c'est par ces points que les larmes pénètrent dans les *conduits lacrymaux* dont ils constituent les orifices. Le conduit inférieur décrit un trajet un peu moins long que celui du supérieur; ils traversent tous deux le bord des paupières, pour se réunir à la commissure nasale de ces voiles membraneux, et aboutir à une petite cavité qui porte le nom de *sac lacrymal*. Les personnes qui depuis longtemps souffrent d'une *tumeur lacrymale*, connaissent parfaitement la situation de ce *sac*, sur lequel elles prennent l'habitude de presser pour faire refluer les larmes sur l'œil, par les *points lacrymaux*. Le *sac* lui-même vient se terminer au *canal nasal*, conduit percé dans l'intérieur du nez et qui termine l'appareil excréteur; ce trajet, long et sinueux, est tapissé dans toute son étendue par une membrane muqueuse, continuant celle que j'ai décrite plus haut sous le nom de *conjonctive*. C'est ainsi que la muqueuse oculaire vient se perdre dans les fosses nasales, et contracter de nouvelles propriétés sous le nom de *membrane pituitaire*. C'est ainsi qu'un rhume de cerveau peut produire une ophthalmie et *vice versa*.

Je termine ici la description anatomique que je me suis proposé de faire succinctement : tout incomplète que je la trouve, elle me paraît suffire pour les personnes auxquelles elle est destinée. Je supprime à dessein ce qui est relatif à l'*artériologie*, à la *vénologie* et à la *névrologie* de l'œil; on sait de reste que tout organe a besoin d'artères, de veines et de nerfs pour fonctionner;

j'ajouterai seulement que l'œil est pourvu, plus richement que toutes les autres parties du corps, d'un système vasculaire et nerveux. Le lecteur pensera sans doute que mes efforts n'ont pu triompher de l'aridité anatomique, qui n'a réellement d'attraits que pour un homme de l'art, le scalpel à la main ; l'importance du sujet suffira néanmoins, je l'espère, pour faire pardonner l'ennui.

CHAPITRE IV.

De la vision.

Nous avons expliqué de quelle manière les yeux sont construits, comment ils forment un appareil de dioptrique, comment cet appareil est mu, protégé et tenu constamment dans un état satisfaisant; nous allons exposer, actuellement, le mécanisme et les phénomènes de la vision.

Lorsque nous fixons les yeux sur un objet éclairé, les rayons lumineux, partant de cet objet, constituent un cône dont le sommet est placé au point même du corps que nous regardons, et dont la base répond à la partie antérieure de la membrane la plus externe de l'œil, c'est-à-dire à la cornée transparente ; ce cône est le seul qui traverse l'œil, car les rayons trop divergents qui frappent sur les sourcils, les paupières ou le blanc de l'œil (la sclérotique), ces rayons, dis-je, sont perdus pour la vision; il en est de même des rayons qui, après avoir rencontré le miroir de l'œil (la cornée), viennent tomber sur l'*iris;* cette membrane s'oppose à leur passage et les réfléchit. La vision, en réalité, ne s'opère qu'à l'aide des rayons qui passent à travers le trou dont l'iris est percé ; en d'autres termes, la pupille, dont les dimensions augmentent ou diminuent suivant que l'œil est exposé à l'obscurité ou à une vive lumière. — C'est un fait que le lecteur connaît déjà, et dont l'explication est fort simple : Quand la rétine est exposée à un vif éclat, elle réagit sur l'iris, dont l'ouverture se resserre et ne livre plus passage qu'à une petite quantité de rayons; dans le cas contraire, dans l'obscurité, la marge pupillaire s'agrandit et ouvre ainsi un plus large accès aux rayons lumineux. Que l'iris soit ou non composé de fibres musculaires, cette question est importante sans doute pour les anatomistes ; il suffit ici de savoir que cette membrane jouit de mouvements de contraction et d'expansion. La grande dilatation de la pupille, qu'on remarque chez un bon nombre de personnes atteintes d'amaurose, ne contribue pas peu à donner à leur physionomie ce cachet d'hébétude qui est caractéristique.

Nous venons de voir les rayons lumineux traverser la cornée et l'humeur aqueuse de la chambre antérieure ; dans ce trajet, ils éprouvent une réfraction en rapport avec la convexité de la membrane traversée et avec la densité de cette même membrane ; il en résulte une tendance à se rapprocher de la perpendiculaire. Cette tendance est bien plus grande encore, quand les rayons ont rencontré la *lentille cristalline*, après avoir traversé la *pupille* et *l'humeur* aqueuse de la *chambre postérieure*. Nous ne devons pas oublier que les rayons passent d'un milieu plus dense dans un milieu moins dense, quand ils pénètrent de la cornée dans l'humeur aqueuse et du cristallin dans le corps vitré; mais, dans ces deux trajets, la propension à s'éloigner de la perpendiculaire n'est en réalité que très-minime, de telle sorte que les rayons finissent par se réunir en pointe sur la rétine. Ainsi, si l'on se rappelle bien que les rayons lumineux, partant de l'objet considéré, forment un cône dont le sommet est au point de l'objet fixé par nos yeux, et dont la base est à la cornée, on comprend que ce cône et celui qui s'est formé dans l'œil se touchent par leur base; le premier de ces cônes a été appelé *cône objectif,* et le second *cône oculaire.*

Voilà donc les rayons parvenus au fond de l'œil, et y peignant l'image de l'objet extérieur; mais cette image arrive renversée; c'est un fait qu'indique la théorie que nous venons d'énoncer, et qui a été sanctionnée par les expériences. Ainsi, DESCARTES plaça dans un trou, pratiqué au volet d'une chambre obscure, l'œil d'un bœuf nouvellement abattu, après avoir préalablement enlevé de cet œil la *sclérotique,* la *choroïde* et la *rétine,* et les avoir remplacées par une pellicule d'œuf assez mince pour être transparente ; et il constata que les corps èxtérieurs venaient représenter sur cette pellicule leur image renversée. Haller et M. Magendie ont obtenu le même résultat en expérimentant, le premier, sur des yeux de jeunes chiens et de jeunes pigeons, dont les membranes sont naturellement transparentes ; le second, sur des yeux de lapins albinos. Comment se fait-il alors que nous voyions les objets droits, bien que l'image peinte sur la rétine soit renversée ? Suivant le philosophe Berkley, comme nous rapportons à nous-mêmes toutes nos sensations, la rectitude de l'objet n'est que relative, et son inversion existe réellement au fond de l'œil.

Quoi qu'il en soit, et pour revenir aux rayons lumineux, nous les avons laissés peints sur la rétine ; l'image existe ; mais qui nous avertit de cette existence ? Comment, en un mot, voyons-nous ? Ce grand phénomène peut s'expliquer facilement : La *rétine*, expansion du *nerf optique*, sensible à l'action de la lumière, et de la lumière seule, en reçoit l'impression; puis le *nerf optique* ou *cordon conducteur*, se charge de transporter cette impression au cerveau, qui la change en perception sous l'influence du principe immatériel.

CHAPITRE V.

Exposé général des causes qui tendent à affaiblir ou à détruire la vue.

Tel est donc ce sens de la vue, dont l'explication a si fort préoccupé les savants de tous les temps, qu'Aristote expliquait par l'émission des rayons lumineux transportés de l'objet à l'œil, et que Platon, au contraire, croyait avoir démontré en admettant que la lumière se réfléchit de l'œil à l'objet. Nous sommes loin de cette enfance de l'art; mais, plus instruits, plus éclairés que nos pères, savons-nous mettre cette science à profit? — Sans doute le progrès est quelque chose; il n'est rien sans l'application ; or je ne sache pas qu'on se préoccupe plus aujourd'hui qu'autrefois des moyens de conserver ou d'améliorer la vue, ce sens si précieux et dont la perte peut transformer l'homme le plus robuste, le plus intelligent, en un faible enfant, incapable de s'aventurer sans guide. Il y a plus, au dire de certains auteurs, en aucun temps l'état des yeux ne fut plus déplorable ; c'est au point qu'un honorable académicien n'a pas craint d'émettre l'opinion suivante : La bonne vue est devenue presque exclusivement le partage de la canaille. — J'éprouve pour toutes les exagérations une certaine répugnance, et je suis heureux de pouvoir affirmer que l'opinion de notre confrère n'est pas d'accord avec la vérité, outre que son langage est peu gracieux pour nous autres oculistes. Car si l'on admet qu'un homme qui se livre à l'art de guérir doit posséder ses sens au grand complet, et aussi développés que possible, on ne me contestera pas que, pour faire un bon oculiste, il faut, avant tout, avoir de bons yeux ; et alors les oculistes se trouveraient classés dans la division établie par notre confrère. J'aime mieux croire que les expressions de l'honorable académicien ont été au delà de sa pensée.

Il est très-vrai que peu de personnes sont satisfaites de leurs yeux, surtout parmi celles qui se livrent aux travaux intellectuels. Mais la vue de ces personnes peut-elle être considérée comme réellement mauvaise? Non; la plupart du temps, le globe de l'œil fonctionne normalement, la vision est régulière; mais ce que l'on éprouve, c'est une certaine fatigue des paupières, qui, à la longue, s'accompagne de cuissons, de chaleur, de rougeur, de larmoiement; affections fort simples à guérir, avec un peu de bonne volonté, mais ne compromettant pas directement la vue. Sous le rapport du travail intellectuel, comme, grâce au progrès de la civilisation, l'éducation tend à se répandre chaque jour de plus en plus dans les masses, on comprend que les ophthalmies doivent croître en proportion; car le cerveau, et partant les yeux, fonctionnent

7

d'autant plus que l'intelligence se développe davantage ; puis , les lectures prolongées , les écritures, les chiffres , constituent autant de causes nuisibles à l'appareil oculaire , quand une mesure hygiénique ne préside pas à ces divers travaux. Telle me paraît être du moins la source de l'augmentation des ophthalmies ; mais elle est loin d'être la seule.

A l'époque où vivaient nos pères , bon nombre de familles se réunissaient le soir autour d'une mauvaise petite lampe , dont la lueur rougeâtre répandait à peine quelques rayons douteux ; aussi causait-on beaucoup plus qu'on ne travaillait. De nos jours, au contraire , la lumière se répand par torrents , des milliers de becs de gaz la vomissent dans nos rues , et les bougies et les lampes luttent d'éclat pour remplacer , dans nos salons, le soleil absent. La passion du bal , plus véhémente qu'à aucune autre époque , entasse plusieurs centaines de personnes dans un local convenable à peine pour cinquante ; l'impureté de l'air , et la poussière que soulèvent à l'envi les pas des danseurs , se mêlent à l'effet des lumières, dans ces demeures converties momentanément en fournaises vivantes. Si, de ces salons, nous voulons passer dans les autres lieux de divertissements publics, dans les théâtres, par exemple, nous y retrouvons le même éclat des lustres, le même air infect, la même chaleur brûlante, et jusqu'à la même poussière renouvelée chaque jour sous les trépignements d'un parterre impatient. Les cafés n'ont rien à envier, sous ce rapport, aux bals et aux spectacles; les tabagies, les estaminets ont détrôné les salles sainement aérées où nos ancêtres se livraient à la tranquille partie d'échecs; et comme si la lumière du gaz n'était point assez éclatante, on a pris soin de la refléter de mille manières, à l'aide d'une tapisserie de glaces. Il est vrai que, malgré cette brillante illumination, lorsque l'on entre dans les estaminets à une certaine heure, on se croirait transporté au milieu des brouillards de la brumeuse Albion.

Ainsi, chacun est d'accord sur l'excellence du sens de la vue; mais qu'il est petit le nombre de

ceux qui consentent à n'en pas abuser, à ne pas le
compromettre, quelquefois pour toujours; peut-
être ne serait-il pas paradoxal de dire que de
toutes les classes de la société, il n'en est presque
pas une seule qui n'exige chaque jour, et sans
relâche, de nouveaux sacrifices de ses yeux, sans
leur accorder ni trève ni repos, jusqu'au jour où
ces organes épuisés, refusant enfin leur service, on
se décide à avouer qu'on a *peut-être* abusé de sa
vue.

Le cultivateur passera toute la journée, courbé
sur sa charrue, la tête brûlée par la terre échauffée
des rayons du soleil; le forgeron en fera autant,
penché sur sa fournaise ardente; de même pour
les verriers, les cuisiniers, etc.; les années se pas-
sent, on ne comprend pas que ce travail, auquel on
se livrait sans inconvénient depuis vingt ans, puisse
être plus nuisible aujourd'hui qu'à cette époque;
cependant il est impossible de ne pas s'avouer que
la vue devient mauvaise, et bien mal venu est le
chirurgien qui vous avertit que la profession seule

est cause de tout le mal; puis l'aveuglement complet survient, causé la plupart du temps par des cataractes ; car il est à remarquer que les cultivateurs, les cuisiniers, les verriers, les forgerons, sont très-exposés à ce genre d'affection. Dans la classe ouvrière, chacun sait combien est compromise la vue des gens chargés de récurer les égouts ou les fosses d'aisance, ou forcés d'exercer un état qui expose au contact de poussières perpétuelles, poussières parfois inertes, mais aussi, souvent chargées de molécules âcres, corrosives, d'où les ophthalmies de toute sorte. De graves inconvénients sont inhérents aux professions qui exigent le secours de la loupe ; la plupart des horlogers sont myopes ; heureux si le mal se borne à cette légère infirmité. De même que certains sons irritent ou affectent désagréablement l'organe de l'ouïe, de même aussi l'œil est fâcheusement impressionné par certaines couleurs dont l'éclat le blesse ; c'est ainsi que l'habitude de chiffrer à l'encre rouge a perdu bien des yeux d'architectes.

Les affections vives de l'âme, les chagrins réi-
térés, étendent à l'organe de la vision leur influence
désastreuse. Que de fois j'ai entendu des malades
me dire : « Ma vue s'en va, mais cela n'a rien qui
m'étonne, je m'y attendais; j'ai tant pleuré !.. » Le
médecin, il faut l'avouer, n'interroge peut-être
pas assez souvent les causes morales. Il y aurait
pourtant dans un pareil sujet matière à des cha-
pitres tout au moins aussi intéressants que tous ceux
qui concernent les causes physiques ; quant à moi,
si j'osais formuler une grande vérité générale en
médecine, je dirais que dans un grand nombre de
maladies dont on recherche vainement la cause,
on la trouverait sans doute en interrogeant le mo-
ral du patient. Je crois avoir lu quelque part :
« Mes yeux se sont éteints dans les larmes; » cette
énergique parole renferme tout un drame, et ne
présente aucune exagération, même au point de
vue médical.

Que dirai-je aussi des passions qui se disputent
tour à tour, ou à la fois, le frêle édifice humain ?

Ai-je besoin de parler des effets de la colère? Il sera superflu de dire combien de fois elle a été fatale aux hommes qui s'y sont laissé entraîner; on n'ignore pas les ravages qu'elle produit dans l'organisme; on sait peut-être moins, que les yeux sont exposés parfois à être atteints les premiers. Le fait que je vais rapporter justifiera cette assertion: c'était à l'époque des orages de la révolution de 89; parmi les innocentes victimes qui faisaient une halte dans les prisons, avant de monter les degrés de l'échafaud, se trouvait un des plus grands chirurgiens dont la France s'honore. Le célèbre Desault, lâchement, et je n'ai pas besoin d'ajouter, injustement dénoncé, avait été saisi un jour et écroué sans plus d'explication. Heureusement ses amis étaient nombreux et dévoués; ils obtinrent, du tribunal révolutionnaire, l'élargissement du savant professeur de l'Hôtel-Dieu. A la nouvelle de cette délivrance, si inouïe, si miraculeuse, le dénonciateur entra dans un tel accès de rage, qu'à l'instant même l'un de ses yeux fut frappé de cécité, et qu'à peine vingt-quatre heures écoulées, le misérable était totalement aveugle. Horrible châtiment d'un crime plus horrible encore !

Parmi les passions, l'ivrognerie, cette habitude brutale et dégradante, porte aussi tôt ou tard ses fruits ; rien n'est moins vrai, et puissent les ivrognes en être convaincus, rien n'est moins vrai que le vieux dicton du bon Dieu des ivrognes : Masses hideuses, sans forme, sans mouvement, sans volonté ; il est vrai que cet état d'inertie sert à les protéger contre les accidents fortuits, qui n'épargneraient pas également l'homme sain de corps et d'esprit. Mais alors que les fumées du vin se sont dissipées, il ne faut pas croire que tout soit dit. Le cerveau ne s'habitue pas à ces congestions réitérées ; la lame à la fin use le fourreau, et plus d'un amaurotique peut dire en songeant à ses orgies : C'est ma faute.

Une autre passion, ou plutôt un autre vice, qui laisse souvent ses traces, c'est cette ardeur immodérée des rapports sexuels, qui entraîne la jeunesse imprudente dans des excès sans frein. A peine les jeunes gens commencent-ils à voler de leurs propres ailes, qu'ils se précipitent tête baissée dans le tourbillon des plaisirs, et sans jamais regarder devant eux ; ou si la réflexion s'empare d'eux un instant, ils n'en sont ensuite que plus ardents et plus tourmentés de faire des folies : d'abord ils jouissaient pour jouir, ils veulent jouir maintenant pour s'étourdir, dépensant ainsi follement les plus belles années de leur vie dans une ivresse factice qu'ils payeront si cher plus tard. Que de jeunes gens succombent épuisés par ce prétendu bonheur ! — et ceux-là ne sont pas les plus à plaindre ; — que d'autres aussi, sont appelés à gémir sur leur vieillesse anticipée !

En résumé, tous les excès, de quelque nature qu'ils soient, qu'ils tiennnent à Vénus ou à Bacchus, au travail ou aux fêtes, aux peines ou aux plaisirs, tous les excès finissent tôt ou tard par compromettre l'organe de la vision. Triste justice que la justice d'ici-bas, qui réserve le même châtiment, les mêmes infirmités au riche voluptueux et au travailleur infatigable, à l'âme qui nage dans la joie et à celle qui ne se nourrit que d'amertume Est-il besoin d'autres preuves pour admirer toute la sublimité de ces paroles de l'Évangile : *Beati qui lugent quia consolabuntur.*

CHAPITRE VI.

De la Myopie ou Vue courte.

Bien qu'il soit possible de distinguer les objets en les tenant assez éloignés ou assez rapprochés de l'œil, il existe cependant une distance à laquelle la vue, lorsqu'elle est bonne, s'exerce plus complétement ; cette distance est susceptible de varier de 40 à 45 centimètres, et a reçu le nom de *point de vision distincte*. En général, la vision cesse d'être nette quand l'objet n'est plus séparé de l'œil que par 15 à 20 centimètres.

Toute personne est *myope*, qui, pour lire distinctement, se trouve obligée de tenir un livre plus près que la distance de 45 centimètres; — à plus forte raison , seront *myopes* tous ceux qui ne peuvent voir qu'en plaçant l'objet littéralement sous le nez.

Pendant longtemps on a attribué d'une façon exclusive les causes de la *myopie*, à une trop grande convexité, à une saillie trop prononcée du globe oculaire ; — aussi, dans le monde, est-on disposé à considérer comme *myope* tout individu qui porte les yeux à fleur de tête. Cette grande convexité de la *cornée* expose à la *myopie,* le fait ne saurait être mis en doute ; mais la considérer comme cause unique, là est le tort. — Le lecteur qui se rappelle ce que nous avons dit plus haut touchant la vision , comprendra facilement, que la *cornée* ne représente que l'un des milieux à travers lesquels les rayons lumineux pénètrent, et qu'une altération de l'un ou l'autre de ces milieux peut exposer à la *myopie.*

Si le globe oculaire est trop convexe, il est évident que la vue sera confuse, parce que les rayons convergeant trop rapidement, le foyer se trouvera en deçà de la *rétine*. L'épaisseur de la *cornée*, si elle dépassait les dimensions normales, produirait le même résultat ; mais je ne sache pas que le fait ait été observé, si ce n'est chez les jeunes enfants, et c'est en partie à cette disposition anatomique que doit se rattacher, suivant quelques auteurs, la vue défectueuse de la première enfance.

Admettons actuellement que la *cornée* jouisse d'une forme et d'une dimension parfaitement convenables, restent à parcourir aux rayons l'*humeur aqueuse*, le *cristallin* et la *masse vitrée ;* — nul doute que si ces milieux sont doués l'un ou l'autre d'une densité anormale , il en résulte encore une convergence trop rapide, et partant la *myopie*. — Les auteurs sont loin d'être d'accord sur l'existence de ce mode de *myopie*, et cependant le simple raisonnement suffit pour le faire comprendre ; l'expérience pratique elle-même a pu, jusqu'à un certain point, confirmer la théorie.

M. Makenzie, oculiste anglais fort distingué, a remarqué que les yeux des *myopes* sont plus durs

au toucher que les yeux ordinaires. Cette observa-
tion est fort juste, et souvent j'ai eu l'occasion d'en
vérifier toute la vérité, à tel point que la dureté du
globe oculaire m'a conduit parfois à redouter pour
l'avenir quelque tendance au *glaucôme*, chez des
personnes dont la seule infirmité consistait en une
myopie très-prononcée. M. RÉVEILLÉ-PARISE,
dont tout le monde a pu apprécier le talent et l'es-
prit, ne partage pas cette opinion : il croit trouver
un argument pour la combattre, en disant que la
densité augmente avec les progrès de l'âge, et qu'a-
lors les vieillards devraient avoir la vue courte, être
myopes enfin, tandis qu'au contraire, ils voient de
loin, ils sont presbytes. — L'argument n'a pas de
valeur, premièrement, parce que les sujets chez
lesquels j'ai observé une dureté anormale du globe
oculaire, étaient des hommes d'un âge mûr et non
des vieillards, et, en second lieu surtout, parce que
si, dans la vieillesse, la densité tend à s'accroître,
il ne faut pas oublier que la *coque oculaire* jouit
par contre d'une certaine disposition à revenir sur

elle-même. — Le diamètre de la *chambre anté-rieure* diminue, la *cornée* perd de sa convexité, et l'aplatissement de cette dernière contre-balance, et au delà, les effets d'une densité trop grande.

Le *cristallin* n'est pas seulement susceptible de produire la myopie par suite de la densité anormale ; nous avons dit ailleurs que cet organe contribue singulièrement au perfectionnement de la faculté optique. — Si donc la convexité de la courbure est trop grande, les rayons auront aussi trop de propension à converger, et les personnes chez lesquelles ce vice de conformation existera, seront atteintes de *myopie*. — En physique ce fait semble des plus simples. Quelques médecins, néanmoins, refusent toute croyance à l'existence d'un semblable phénomène, et, sur ce terrain, j'éprouve encore le regret de ne point partager les idées de l'honorable académicien que je citais tout à l'heure, et dont personne d'ailleurs n'estime plus que moi le talent. — M. Réveillé-Parise, se fondant sur ses propres recherches et sur celles de Percy, affirme que l'on trouve toujours, en mesurant le *cristallin*, les dimensions que François Pourfour-du-Petit a établies, et qui existent d'une manière invariable. Je répondrai à M. Réveillé-Parise, que les résultats qu'il a obtenus sont entièrement contraires à ceux mentionnés par Meckel, puisque ce célèbre anatomiste prétend que, chez le même individu, les deux *cristallins* affectent parfois une forme très-différente. — La pratique vient encore à l'appui de l'opinion de Meckel, en ce sens qu'il est excessivement rare de rencontrer des personnes dont les deux yeux aient une force égale ; c'est du moins ce que j'ai maintes fois constaté chez les malades auxquels j'ai donné des soins, et je crois me trouver, sur ce point, d'accord avec tous les oculistes. Je dirai même, et cette assertion est facile à vérifier, que je n'ai pas encore trouvé un malade porteur de deux yeux exactement semblables. — Enfin, il est constant qu'à la suite de l'opération de la *cataracte*, la *myopie*, datant de longues années, a plus d'une fois disparu.

On cite encore, parmi les causes de la myopie, l'allongement contre nature du globe oculaire, et quelques auteurs n'admettent même que cette unique cause de l'infirmité qui nous occupe.—Il est difficile de prouver que le fait ne se rencontre pas, et s'il existe réellement, il entraîne avec lui la myopie.—Je serais assez disposé à admettre que le seul allongement anormal de l'œil est celui que nous avons signalé plus haut, c'est-à-dire l'accroissement du diamètre antéro-postérieur de cet organe, par suite d'une trop grande convexité de la *cornée*. Quoi qu'il en soit, comme je n'aime pas à me prononcer avant d'être suffisamment éclairé, je me borne à énoncer cette théorie, en laissant toute la responsabilité à ceux qui la professent.

Un phénomène qui manque rarement de se manifester chez les *myopes*, et qui nécessairement a dû attirer l'attention des observateurs, c'est la largeur de la *pupille*. — En pareil cas, devons-nous considérer la *mydriase* comme cause ou comme effet? M. RÉVEILLÉ-PARISE a nettement posé la question, et il croit l'avoir résolue. Suivant cet estimable auteur, qui n'admet pas que la *myopie* soit due aux causes énumérées ci-dessus, le mot de l'énigme se trouverait tout entier dans cette large ouverture pupillaire ; —les *myopes,* en un mot, ne seraient *myopes* que par un état nerveux particulier, que la *rétine* traduit à notre investigation en impressionnant l'*iris,* dont l'ouverture se dilate.—Mais, d'abord, l'élargissement de la *pupille* n'existe pas toujours chez les *myopes ;* il n'est pas très-rare de constater l'état opposé. Et puis, s'il arrive, dans certaines affections de l'œil, que la belladone soit mise en usage, cette substance dilate l'orifice pupillaire, rend la vue moins nette il est vrai, mais ne change pas une vue normale en une vue *myope.* Enfin, cette grande ouverture de la *pupille* ne s'observe-t-elle pas aussi chez les enfants tourmentés par les vers intestinaux, chez les jeunes filles affectées des *pâles couleurs?* Ces enfants et ces jeunes filles sont-ils donc momentanément *myopes?* Assurément non.

M. Réveillé-Parise, en terminant l'exposé de ses opinions sur la *myopie*, s'exprime en ces termes : «Au reste, nous défions un esprit juste, sans préjugés scolastiques, de donner, à l'aide de la théorie des physiciens, une solution satisfaisante des quatre questions suivantes :

« 1° Comment n'a-t-on jamais pu indiquer sur le cadavre, telle ou telle structure organique de l'œil, assignée comme cause de la myopie ?

« 2 Comment un presbyte peut-il devenir subitement myope par une maladie, sans que la conformation de l'œil ait varié ?

« 3° Comment des verres concaves peuvent-ils être nuisibles, altérer la sensibilité de la rétine?

« 4° Comment, enfin, ce vice de la vue ne se corrige-t-il à aucune époque de la vie, ainsi qu'on l'a vainement prétendu ? »

Il ne m'appartient pas de dire si je satisfais à la première condition requise par notre confrère, savoir : de posséder un esprit juste; quant à la seconde, qui exige de déposer tout préjugé scolastique, il y a longtemps que je suis pénétré de cette vérité, que, pour bien connaître d'un fait, il faut apporter à l'étude de ce fait un esprit entièrement libre et dépouillé de toute idée préconçue; c'est dans de semblables dispositions que je vais essayer d'élucider les quatre propositions jetées en défi par M. Réveillé-Parise.

1° Comment n'a-t-on jamais pu indiquer sur le cadavre telle ou telle structure organique de l'œil, assignée comme cause de la myopie?

C'est qu'après la mort, la *cornée* devient flasque et s'affaisse sur elle-même; ce phénomène est très-apparent, surtout quand le décès date de vingt-quatre heures.—Or, comme la loi ne permet pas de pratiquer une autopsie avant ce laps de temps, il s'ensuit tout naturellement, pour l'homme de l'art, l'impuissance à reconnaître dans l'œil, après la mort, la structure anatomique qu'il avait désignée durant la vie comme cause de la *myopie*. Cette explication semblera si naturelle à tous, que j'ai lieu de m'étonner qu'elle ne soit pas venue à la pensée de notre confrère. Il y a mieux : le changement dans l'appareil oculaire, quand la vie a cessé, est tellement connu et apprécié, que M. le docteur RIPAULT (de Dijon) le considère comme un signe caractéristique pour distinguer la mort réelle de la mort apparente. « Il suffit, dit M. Ripault, dans sa note lue à l'Académie des sciences (séance du 23 mars 1846), d'exercer une pression assez forte avec le doigt sur la paupière inférieure, de manière à refouler, en l'élevant, tout le globe oculaire que soutient la main opposée, en lui offrant un point d'appui résistant par en haut, et au-dessous de la demi-circonférence supérieure de l'orbite. Cette petite manœuvre fait aussitôt obtenir un changement dans le disque de la prunelle, changement qui modifie, non pas les dimensions de cette dernière, comme pendant la vie, mais seulement la forme de son ouverture. Au lieu d'être orbiculaire, l'ouverture de la pupille devient alors elliptique, en travers ou obliquement,

ou même, enfin, plus ou moins irrégulièrement cir-
culaire, selon la force employée par le doigt de
l'observateur. »

**2° *Comment un presbyte peut-il devenir subite-
ment myope, par une maladie, sans que la con-
formation de l'œil ait varié ?***

Les cas de ce genre sont loin d'être communs ;
mais le fussent-ils, que j'en donnerais l'explication
sans peine. — Entendons-nous d'abord sur le mot
subitement. Il ne signifie pas ici : tout à coup, en
une seconde ; M. Réveillé-Parise a voulu dire :
en quelques jours, et il ne répugne nullement
d'admettre que, durant ce laps de temps, il ait pu
survenir aux yeux d'un *presbyte* une modification
telle, que la *myopie* ait remplacé l'infirmité con-
traire. Il n'appartient pas à un médecin d'affirmer
que la conformation de l'œil n'a point varié ;
car s'il peut se rendre compte de l'état de la *cor-
née*, il ne saurait en être de même lorsqu'il s'agit
du *cristallin*, du *corps vitré* ou de l'*humeur*

aqueuse. Dire qu'en pareille circonstance la conformation de l'œil n'a pas varié, c'est presque se trouver dans le cas d'un aveugle qui parle des couleurs; et la meilleure preuve qu'un changement anatomique est survenu dans la conformation oculaire, c'est que la vision qui s'exerçait antérieurement au moyen de verres *convexes*, ne pourra avoir lieu désormais qu'à l'aide de verres *concaves*.

3° *Comment des verres concaves peuvent-ils être nuisibles, altérer la sensibilité de la rétine?*

« Parce que l'œil, armé d'un verre, de *quelque nature qu'il soit*, ne distingue plus les objets suivant l'ordre naturel : il ne les aperçoit alors qu'au moyen d'une véritable lumière artificielle ; et comme sa structure ne se trouve pas en rapport complet avec cette lumière, il en résulte nécessairement que son action est forcée. » — Cette explication me semble suffisante, et je suis persuadé que notre confrère en sera aussi satisfait, puisque je n'ai fait ici que copier textuellement un passage de sa brochure, sans y rien ajouter ni retrancher.

4° Comment, enfin, ce vice de la vue ne se corrige t-il à aucune époque de la vie, ainsi qu'on l'a vainement prétendu ?

Je pourrais dire que c'est l'auteur lui-même qui prétend en vain que ce vice de la vue ne se corrige à aucune époque de la vie; mais ce serait retourner l'argument sans le détruire; aussi ajouterai-je : Une preuve que la myopie ne dure pas autant que la vie, c'est que des personnes, et j'ai déjà cité le fait plus haut, ont guéri de cette infirmité, à la suite de l'opération de la cataracte. — En outre, il est constant, il est d'observation journalière, que des gens qui étaient *myopes*, et qui ont porté des lunettes de *myope* pendant dix, quinze, vingt ans et plus, se débarrassent assez souvent de la *myopie*, à mesure qu'ils avancent en âge, si bien qu'ils finissent par se passer entièrement de lunettes.

Je sais que M. Réveillé-Parise a écrit qu'il est

aujourd'hui aussi myope que dans son jeune âge, et que, cependant, il est plus que sexagénaire ; mais l'exception ne détruit pas la règle, et , d'ailleurs , comme la science dont M. Réveillé-Parise est un des plus dignes représentants, attend encore de lui de belles et bonnes années, j'en appellerai peut-être un jour à M. Réveillé Parise, sans lunettes. — J'affirme, pour mon propre compte, et tous les oculistes ont dû faire la même remarque, que souventes fois j'ai été consulté pour des individus myopes, jadis porteurs de verres concaves, dont ils avaient pu se dispenser en avançant en âge.

On a pu voir que, dans les pages qui précèdent, j'appelle toujours la *myopie* infirmité ; c'est qu'en réalité, cet état constitue plutôt une gêne qu'une véritable maladie, à moins qu'il ne soit poussé à l'extrême. Le myope, en effet, tout en ne jouissant pas de la vue normale, ne possède pas moins, lui aussi, son *point de vision distincte*, seulement ce point se rapproche davantage de l'œil.

Il serait facile de reconnaître un *myope*, rien

qu'à la manière de se présenter dans un salon. —
Si plusieurs personnes sont rassemblées, il les aper-
çoit toutes indistinctement, sans reconnaître, tout
d'abord, celles avec lesquelles il est lié ; il regarde
à droite ou à gauche avec hésitation, avant de dé-
couvrir la maîtresse de la maison, qu'il désire sa-
luer. — S'il est assis à une table de jeu, ses re-
gards ne se porteront pas sur les joueurs, dont il
ne saurait distinguer la physionomie. — Entre-t-il
avec vous en conversation, son fauteuil ne touchant
pas le vôtre, il vous écoutera et vous répondra
sans vous regarder, car l'expression de votre vi-
sage n'arrive pas jusqu'à lui. — Cet embarras l'expose
à mille petits désagréments, à mille petites contra-
riétés : — vous vous croisez avec lui dans les rues,
et il vous coudoiera sans vous rendre votre salut ;
vous penserez qu'il est bien impoli, ou que peut-
être il croit avoir quelque sujet d'être fâché contre
vous. Retournez la tête, et vous le trouverez de-
mandant à quelqu'un s'il n'est point en face de tel
ou tel numéro, car il se trouve dans l'impossibilité

de déchiffrer un écriteau. — Rarement vous le rencontrerez à la Comédie-Française, où le jeu de l'acteur contribue tant à l'effet; son infirmité, sinon son goût, le conduira plutôt dans nos théâtres lyriques, encore ne sera-ce pas les jours de ballet. Est-il besoin de dire que cette peinture n'outrepasse point la vérité, pour certains *myopes* du moins, car il en est beaucoup qui n'éprouvent qu'à un faible degré les inconvénients dont je viens de donner une esquisse.

De ce que j'ai rapporté la *myopie* à des causes purement physiques, s'ensuit-il que ceux qui en sont affectés n'aient aucun reproche à se faire? Nullement; la *myopie* se manifeste habituellement à l'âge de la puberté, — bien qu'il ne soit pas sans exemple de la rencontrer chez les enfants, — et va, la plupart du temps, s'accroissant de vingt à vingt-cinq ans. Or, dans cette période de temps, la vivacité de l'esprit parle plus haut que la prudence. Que de longues heures de nuit sacrifiées à des lectures sérieuses parfois, plus que futiles souvent, et alors doublement nuisibles ! On écrit, on coud, on peint, comme on lit, sans mesure ; quelle est la jeune fille qui n'a point usé sa vue à faire de la tapisserie ? Les diverses nuances ne sont pas reconnaissables à la lumière des lampes et des bougies ; ce seul indice devrait proscrire la broderie du soir ; mais on a bien soin de préparer, de disposer au jour les couleurs qu'on emploiera la nuit.

En somme, comme la lumière artificielle, si éclatante qu'elle soit, est insuffisante à remplacer les rayons du soleil, et que pour voir convenablement les objets de petite dimension, il faut les rapprocher du globe oculaire, peu à peu et presque à notre insu, le champ de la vision se rétrécit et la *myopie* survient ; puis un jour arrive où, par hasard, par fantaisie, l'on essaye de regarder à travers des lunettes de *myope ;* tout joyeux de distinguer alors avec un éclat inaccoutumé, on ne tarde pas à s'habituer à cet instrument ; il devient bientôt indispensable, confirmant ainsi une mauvaise disposition qui pouvait n'être que passagère et qui demeure acquise.

Il arrive aussi que par mode, par ton, par *genre*, certains jeunes gens contractent la *myopie* pour avoir voulu *orner* leur visage en surmontant leur nez de besicles ; — manie qu'ils croient gracieuse et qui n'est que ridicule. — Mais les modes changent vite, et de nos jours le lorgnon a détrôné les lunettes, c'est-à-dire qu'une habitude grotesque a été remplacée par une habitude plus grotesque encore. — Sur cent personnes qui font usage de ce petit morceau de verre carré, qu'on ne maintient dans l'orbite qu'à force de grimaces, quatre-vingt-dix, assurément, pourraient s'en passer ; il en résulte que par là encore on s'expose à la *myopie*, en même temps que les tempes se marquent, avant l'âge, de cette patte d'oie, désespoir de tant de femmes.

Outre le lorgnon, ce qui ferait croire à la rareté des bonnes vues dont parlait M. REVEILLÉ-PARISE, c'est un clignement des paupières, avantageux aux *myopes* pour distinguer les objets éloignés, et que d'autres réservent pour se donner un petit air d'impertinence, d'autant plus risible qu'ils sont appelés un jour à en payer tous les frais.

Ce qui précède est tellement exact, qu'on a observé plus fréquemment la *myopie* de l'œil droite que de l'œil gauche ; or, c'est dans l'orbite droit que se place le petit carré de verre avec lequel on cherche à ne pas voir. Il est de fait, également, que dans la classe ouvrière les *myopes* sont beaucoup plus rares que dans les classes supérieures de la société.

Convenons que nous accusons bien souvent la nature à tort, et que nous sommes parfois bien indignes des précieux dons qu'elle nous a prodigués.

Voyons, maintenant, quel rôle l'oculiste est appelé à remplir, relativement aux soins que réclament les personnes affectées de *myopie*. Ces soins, d'ordinaire, sont nuls ou presque nuls. L'art demeurerait-il donc impuissant en pareille circonstance? — Le reproche serait immérité; l'impuissance vient des malades eux-mêmes. A quoi bon consulter un oculiste pour un mal que le premier opticien venu peut guérir?... Tel est le langage habituel, et chacun d'avoir recours aux *marchands de lunettes*, qui s'intitulent tous plus ou moins *ingénieurs-opticiens*, et dont la plupart sont absolument étrangers aux lois de l'optique; aussi est-il certain que les oculistes n'ont pas de meilleurs clients que les *marchands de lunettes*, et que les occupations des premiers croissent en raison directe de la besogne de ces derniers. On ne saurait se figurer le nombre d'individus qui ont été conduits à porter des verres concaves, et qui d'une vue normale, avant de contracter cette habitude, sont devenus, grâce à elle, véritablement *myopes*.

Aux personnes qui comprendront toute l'importance et toute la vérité des observations qui précèdent, l'art est en mesure de procurer, sinon la cure radicale, du moins une grande amélioration;

les conseils qu'il est urgent de suivre, mais avec cette persévérance qui seule permet de recueillir des résultats avantageux, peuvent se formuler ainsi qu'il suit :

1° Faire chaque jour une promenade, de deux heures au moins, en plein air.

2° Se livrer à l'exercice de l'équitation, quand cela sera possible.

3° Changer de lieux et visiter des contrées que l'on n'a pas encore parcourues.

Ces trois moyens de thérapeutique tendent au même but : exciter la vitalité des yeux, en les exposant à être frappés d'un air vif; les exercer agréablement, en leur représentant des images riantes et neuves.

Je n'ignore pas l'impossibilité où se trouve le plus grand nombre de mettre à exécution nos deux dernières prescriptions, aussi je suis loin d'y attacher une importance absolue, et je compte davantage sur une hygiène qui consiste :

1° A proscrire complétement l'usage des lorgnons,

cet instrument ayant le grand désavantage de ne faire fonctionner qu'un œil à la fois.

2° De s'abstenir de toute veille prolongée et de tout travail appliqué à de petits objets susceptibles de demander une grande dépense de vision, puisqu'on ne les distingue qu'avec peine. — C'est ainsi que les myopes ne liront que de gros caractères, eux qui affectionnent si particulièrement les lettres les plus fines ; ils allongeront leur écriture, si petite et si illisible d'ordinaire. — La gravure, la peinture, la broderie et la couture seront également abandonnées le soir.

3° Si le foyer distinct de vision n'est éloigné de l'œil que de 25 centimètres, je suppose, on fera chaque jour une lecture d'une heure environ, en tenant le livre à la distance de 30 centimètres ; on le portera, dès que la chose sera possible, à la distance de 35 centimètres, et ainsi de suite, jusqu'à ce qu'il soit possible de lire et d'écrire à la distance normale.

Ces préceptes profiteront, je n'en doute pas, à

tous les myopes qui ne le sont devenus qu'en contractant des habitudes mauvaises ; je ne saurais promettre la même amélioration aux myopes dont l'infirmité date de longuès années, et dont les yeux présentent les caractères anatomiques que j'ai exposés plus haut ; mais à ces derniers l'art de l'opticien réserve dans les lunettes une ressource excellente, à la condition d'en user dans une mesure sage et réglée, et non pas sans direction, au hasard, comme cela se pratique le plus ordinairement (1).

(1) Voir le chapitre dans lequel il est question des lunettes.

CHAPITRE VII.

De la presbyopie ou presbytie, ou vue longue.

Cette affection, ainsi que son nom l'indique, concerne particulièrement la vieillesse. Le *presbyte* est l'opposé du *myope*. De même que toute personne est *myope* qui pour lire distinctement est obligée de tenir son livre plus près de l'œil que la distance de 40 centimètres, de même aussi l'on peut considérer comme *presbyte* quiconque ne peut lire qu'en tenant le livre éloigné de l'œil de 50 à 70 centimètres; car on se rappelle que le point de vision distincte varie entre 40 et 45 cen timètres ; à plus forte raison aussi sont *presbytes* tous ceux qui ne peuvent lire qu'à la distance de 80 centimètres et au delà.

GENDRON avait admis trois degrés de *presbytie*. Il rangeait dans la première catégorie, tout individu qui ne peut se livrer à la lecture qu'en plaçant le livre à 1 pied de ses yeux ; 2 pieds de distance distinguaient la deuxième catégorie ; 3 pieds, enfin, constituaient le degré extrême. Ces divisions sont puériles et ne procurent aucun avantage dans les applications pratiques. Aussi ne nous y arrêterons-nous pas.

Si l'on considère avec attention les yeux des *presbytes,* on remarque que ces organes semblent avoir diminué de volume ; la cornée offre une convexité moindre qu'à l'état normal ; le diamètre antéro-postérieur de la *chambre antérieure,* c'est-à-dire l'espace compris entre l'*iris* et la *cornée,* paraît surtout notablement diminué ; l'orifice pupillaire est resserré, et le globe oculaire rentre davantage dans l'orbite. Ce dernier signe ne présente d'ailleurs qu'une valeur relative. — A la suite de maladies graves et de longue durée, qui ont nécessité une diète prolongée, les yeux sont enfoncés dans l'orbite, sans que l'on ait pour cela de tendance à la *presbytie ;* dans les deux cas, cet enfoncement est dû à la diminution du tissu graisseux intra-orbitaire.

Les deux grandes causes auxquelles se rattache la *presbyopie* sont, sans contredit, l'aplatissement de la *cornée* et du *cristallin.* On a dit, et le fait est incontestable, que le *cristallin* devient plus dense à mesure que l'on avance en âge ; mais cette disposition, qui conduirait à la *myopie,* se trouve déjà contre-balancée par l'aplatissement de ce même *cristallin,* et la cornée diminuant peu à peu sa courbure, l'axe de l'œil devient plus court et les rayons ne convergent pas assez vite pour se réunir sur la rétine.

Outre les signes que je viens d'indiquer, et que l'on observe sur les yeux des vieillards, on remarque, dans un âge avancé, l'apparition sur l'œil d'une zone d'un blanc-grisâtre, laquelle a reçu le nom de *cercle sénile*, ou *anneau sénile*, et occupe la totalité, ou seulement une partie de la périphérie cornéenne. Cet état n'est pas constant, mais il manque rarement. On suppose, et je crois avec raison, que l'opacité circulaire résulte d'un défaut de nutrition. Le docteur Schon, qui s'est livré à des recherches sur ce sujet, a rencontré plusieurs fois l'*artère ophthalmique* ossifiée. La *cornée* n'est pas la seule partie de l'œil qui soit sujette à cet anneau blanchâtre ; l'auteur que je viens de citer a observé un cercle de même nature occupant la *capsule postérieure*. Avant lui, le docteur Ammon avait établi que, parfois, on trouve sur le *cristallin* une zone analogue à celle qui existe sur la *cornée ;* dans ces deux circonstances, il s'agissait probablement de *cataractes* partielles ; mais, chose singulière, la même altération n'a pas encore été signalée sur la *capsule antérieure ;* le fait, il est vrai, pourrait s'expliquer par la différence de structure des deux *capsules.*

Le cercle sénile n'embrasse pas la même étendue chez tous les vieillards. Étroit et partiel chez les uns, il est d'autres fois assez large pour qu'on l'ait considéré comme une contre-indication à l'opération de la *cataracte* par *extraction*. Cependant, il serait difficile de dire quelle pourrait être au juste son extension la plus large, et si, à mesure que le sujet avance en âge, la tache ne serait pas susceptible de gagner vers le centre de la *cornée*. Il est de fait qu'en examinant attentivement les yeux de quelques vieillards, dont la vue est très-faible, on constate facilement que la *cornée* ne jouit pas, dans toute son étendue, de la transparence normale, en même temps que sa courbe primitive s'est affaissée.

Je ne serais pas éloigné de croire, et j'ai déjà émis ailleurs cette opinion (1), que cet aplatissement n'est pas dû seulement à une diminution de

(1) Mémoire sur les affections généralement désignées sous le nom de *Taies*, par le docteur Magne. (*Gazette médicale de Paris*. 1845.)

l'*humeur aqueuse*, mais qu'il dépend aussi d'un état anatomique, d'un défaut de nutrition de la *cornée*, tendant à revenir sur elle-même, à se ratatiner. Ce qui confirme ma manière de voir, c'est que le *cercle sénile* produit une sorte d'étranglement à la circonférence de la *cornée*, et qu'il ne paraît pas situé exactement sur la même courbe que cette membrane.

Pour en revenir à la *presbyopie*, elle résulte de l'aplatissement du globe de l'œil ; ceux qui en sont affectés distinguent les objets éloignés beaucoup mieux que les personnes douées d'une vue normale; mais, par contre, les petits objets ne sont perceptibles à leurs yeux qu'à la condition d'être tenus à une assez grande distance de l'œil.

Cette infirmité ne laisse pas que d'exposer aussi à des inconvénients qui se renouvellent sans cesse. Ainsi le presbyte reconnaîtra un de ses amis à cinquante pas, et sa main s'égare à la recherche d'une tabatière posée à côté de lui; — vous admirerez la portée de sa vue quand il déchiffrera un écriteau placé à une grande hauteur, puis vous le verrez hésiter s'il s'agit de lire la suscription d'une lettre, souvent il n'y parviendra pas. — Demandez-lui quelle heure il est, ses yeux se fixeront en vain sur la montre, dont il ne distingue plus les aiguilles, et pourtant il verra exactement à de longues distances, et bien avant vous, les chiffres marqués sur le cadran d'une horloge.—Il est à la chasse le plus habile des tireurs, mais tandis qu'assis à sa table vous vanterez ses prouesses, il versera à boire à côté du verre, ou prendra du sel dans votre assiette, et il hésitera vingt fois avant de faire pénétrer la clef dans le trou d'une serrure. — Telle *presbyte* distingue une petite mouche à l'extrémité de l'appartement, qui ne peut réussir à enfiler une aiguille.—Les *myopes* marchent la tête penchée en avant et un peu de côté; la *presbyopie* est tellement opposée à la *myopie*, que certains auteurs ont affirmé que les presbytes tenaient la tête renversée en arrière. Rien n'est moins vrai;

pour émettre une telle assertion, il faut n'avoir jamais examiné un vieillard.

C'est ordinairement de cinquante à soixante ans que la *presbytie* commence à se manifester, quelque fois plus tôt, d'autres fois on a le bonheur de parvenir à une vieillesse avancée sans avoir connu cette infirmité. Il arrive aussi qu'après avoir été *presbyte* pendant dix ou quinze ans, on est tout étonné de recouvrer une vue passable. Le miracle n'est cependant pas dû à quelque merveilleuse eau de Jouvence : les médecins, qui n'accordent rien à l'imagination, et qui cherchent à se rendre compte de tous les phénomènes qu'ils observent, supposent que dans ces cas, l'œil s'est allongé par suite d'une diminution dans la graisse intra-orbitaire ; d'autres prétendent que cette heureuse modification est due à l'absorption d'une certaine partie du *corps vitré*. Les deux théories sont soutenables et s'expliqueraient d'ailleurs par le même mécanisme; dans les deux cas, le diamètre antéro-postérieur de l'œil s'agrandirait par suite de la compression qu'exerceraient les muscles sur la coque oculaire, car on se souvient que ces muscles sont situés sur les côtés de l'organe.

Nous avons vu que si la *myopie* dépend de causes purement physiques, l'homme néanmoins s'y expose souvent par sa faute. En est-il de même de la *presbyopie?* Assurément il n'est point au pouvoir de l'homme de ne pas vieillir ; naître, souffrir et mourir, telle est l'inévitable destinée humaine, et lorsqu'une maladie accidentelle ne nous frappe point avant l'âge, nous sommes appelés à subir les inconvénients de la vieillesse, cet état si voisin de la mort.

Mais n'est-il pas possible, facile même, de retarder, au lieu d'avancer cette lente destruction ? — Sans doute, ces membres si agiles autrefois deviendront un jour chancelants ;— cette main si ferme et si vigoureuse, aura peine, un jour, à tenir le bâton qui doit guider nos pas mal assurés ; — cette taille que nous redressons si haute et si fière, un jour aussi ploiera sous le faix des années ; —

cette intelligence qui fait notre orgueil, équivaudra à peine à celle d'un frêle enfant ; — ce sang qui bouillonne dans nos veines, épuisé se glacera ; — ces nerfs doués d'une sensibilité si exquise, seront frappés par la paralysie ; — tous nos sens s'éteindront peu à peu ; — mais si la vie s'est passée loin des agitations, si la sagesse et le calme ont présidé à tous nos actes, la déchéance n'a rien de brusque ; la transition n'a rienqui effraye ; loin d'attrister, elle console ; la mort alors n'est plus la mort, c'est le sommeil.

Buffon a dit que les yeux sont le miroir de l'âme ; on peut dire aussi que la vieillesse est le miroir de la vie. — Examinez ce vieillard, voyez avec quel air il porte ses quatre-vingt-dix printemps. — Sa démarche est tout à la fois grave et douce ; — comme son front, où le temps à peine a imprimé sa trace, porte diguement cette blanche couronne de cheveux ; — sa bouche semble dilatée dans un éternel sourire ; — il parle et ne trouve que de bonnes paroles à dire ; — qu'il est heureux entouré des enfants de ses enfants ! — avec quel bonheur il parle de son bon vieux temps !—il peut évoquer ses souvenirs, rien n'est sombre pour lui dans le passé.—Vous ne l'aborderez pas sans vous découvrir avec respect devant lui : tant de majesté est empreinte sur toute sa personne !

Voyez maintenant cet autre vieillard cacochyme, aux traits complétement défigurés par les rides qui ont bouleversé son visage : — sa marche est saccadée; — ses doigts sont, comme sa figure, toujours crispés;—le sourire semble ne s'être jamais posé sur ses lèvres pincées;—s'il ouvre parfois la bouche, ce n'est qu'en grommelant.—C'est en vain qu'il essaye de dissimuler son âge sous une ample perruque; ces cheveux d'emprunt n'empêchent pas de deviner la nudité de son crâne. —Vous adresse-t-il la parole, c'est pour pester et maugréer contre la jeunesse actuelle; — il a horreur des enfants; — leur joie bruyante lui agace les nerfs ; — la béquille qui le supporte semble toujours prête à se lever pour frapper; ce vieillard-là ne vous inspirera guère que du dégoût et de la pitié. Quel âge croyez-vous qu'il ait?... A peine est-il sexagénaire.

Si donc l'homme ne peut échapper aux infirmités de la vieillesse, du moins il ne tient qu'à lui de les retarder. User sans abuser, voilà le grand précepte. Tandis que l'ivrogne tombera subitement frappé d'apoplexie, tandis que le libertin s'éteindra dans la paralysie, l'homme modéré à l'heure du travail tout aussi bien qu'à l'heure du plaisir, conservera une certaine verdeur jusque dans un âge avancé ; car on récolte suivant que l'on a semé.

On le voit, si le médecin sait trouver dans son art une explication physique aux diverses altérations de l'organisation, il ne doit pas pour cela oublier de signaler les excès qui conduisent prématurément à ces altérations. A la nature sa part, mais à l'homme aussi la sienne.

La *presbytie*, avons-nous dit, est la maladie des vieillards ; on la rencontre néanmoins par exception chez les enfants. Alors elle n'offre pas de gravité, et disparaît d'ordinaire avant l'âge de la puberté. Le contraire, malheureusement, a lieu pour la vieillesse. A mesure que les années succèdent aux années, la *presbytie* tend à s'accroître. D'abord les petits objets rapprochés de l'œil étaient seuls difficiles à distinguer ; les corps éloignés étaient parfaitement reconnus ; le *presbyte* pouvait encore lire en tenant un livre distant des yeux de toute la longueur du bras. — Peu à peu la vue se brouille, même à une distance plus éloignée, et ce reste de vision qui permettait d'apercevoir un arbre, un clocher dans le lointain, finit aussi par devenir plus obscur.

Cette profonde altération n'est pas entièrement due à l'aplatissement de la cornée et du cristallin; à mesure que les organes se sont affaiblis, — que les jambes ont refusé leur service, — que l'ouïe a presque cessé de transmettre les sons, l'œil aussi a participé à la décadence générale. La sensibilité de la rétine s'est émoussée; les milieux de l'œil seraient-ils susceptibles encore de ramasser les rayons lumineux, que la rétine demeurerait impuissante à les percevoir.

On trouvera, à la fin de cet ouvrage, les conseils que nous adressons aux vieillards, dans le but de fortifier, de ranimer ce flambeau qui s'éteint, et dont les lueurs seront d'autant plus pâles que les excès jadis auront été plus grands. Car, je le répète, si l'on arrive forcément à la presbytie, une bonne hygiène, une sage modération restreindront le mal à une disposition physique que peut combattre l'usage des lunettes; mais si la rétine souffre de longue date par l'abus des veilles ou d'un excès quelconque fatal à l'économie, une faiblesse prématurée de la rétine compliquera la *presbyopie*, et c'est en vain que vous chercherez du soulagement dans les verres convexes ; l'art de l'opticien ne vous sera d'aucune utilité.

A quelle époque le presbyte devra-t-il faire usage des lunettes ? Telle est la question qui nous reste à examiner. J'ai dit par quelle manie les jeunes gens arrivent à se donner une vue *myope*, qui n'était pas la leur ; j'ai dit aussi par quelles habitudes on contractait la *myopie*, et je me suis élevé contre l'usage des lunettes dont on se sert avant d'en avoir besoin, et dont on ne peut bientôt plus se passer. Les *myopes*, en outre, ont la fâcheuse routine de changer souvent le numéro de leurs verres, espérant toujours arriver à une vue meilleure, et travaillant au contraire à la perdre à l'aide de ces changements réitérés.

On pourrait presque adresser aux *presbytes* un reproche contraire. Par une coquetterie mal entendue, on a peine à avouer que la vue baisse ; à soixante ans, on aime à cacher son âge ; plus tard il sera doux de se donner quelques années de plus. Toujours est-il que bon nombre de *presbytes* conservent longtemps leur infirmité, la cachant aux autres tant qu'ils peuvent, et essayant aussi de se la cacher à eux-mêmes. Un peu plus tôt, un peu plus tard, il faut cependant s'avouer et avouer aux autres que l'on n'est plus jeune ; le mieux est de ne pas trop attendre.

L'œil du presbyte peut recouvrer une vue convenable, en faisant usage de lunettes ; cette vue sera en quelque sorte normale ; mais forcer des yeux atteints de *presbyopie* à regarder des objets dont ils sont incapables de saisir l'image, violenter la rétine pour la contraindre à recueillir des rayons qui ne l'impressionnent pas, c'est agir imprudemment, c'est s'exposer à perdre la vue.

Il n'est pas d'âge qu'on puisse fixer pour s'aider de verres convexes ; mais, en général, on peut être sûr que le moment est arrivé quand la lecture devient difficile, le livre étant tenu le bras étendu ; — quand, pour distinguer de petits objets que l'on voyait d'ordinaire sans peine, on est obligé de faire des efforts, de contracter les paupières ; — quand l'œil se fatigue à un travail qu'il supportait facilement autrefois ; — quand, enfin, la vue se *brouille* à la moindre application, et que parfois on voit double.

Un dernier parallèle entre la *myopie* et la *presbyopie* : quand nous avons recommandé aux *myopes* d'éviter de changer souvent la dimension des verres, c'est que l'état de leurs yeux dépend d'une conformation anatomique qui, arrivée à un certain degré, ne progresse plus, du moins sensiblement. Chez les *presbytes*, au contraire, l'affaiblissement de la vision tenant à une cause qui tend sans cesse à s'accroître , puisque l'affaissement de l'organe marche avec les années, chez le *presbyte,* nous ne nous opposons plus à ces changements, nous les conseillons au contraire ; mais qu'ils ne s'opèrent jamais brusquement ; évitez de vous laisser tenter par des verres qui vous feraient chèrement acheter la clarté qu'ils vous donneraient. Que les lunettes du presbyte grossissent assez les objets pour les lui rendre convenablement nets, rien de plus, et, avant de se décider à les remplacer, qu'il ait bien l'assurance que les verres destinés à être abandonnés, lui offrent réellement une ressource insuffisante.

La *presbyopie* des enfants est fort rare, ai-je dit, et exceptionnelle. Elle ne réclame d'ordinaire

aucun traitement ; mais on l'a vue survenir subite-
ment chez des adultes, et je tiens à noter cette cir-
constance, car elle peut être grave, et fait pres-
sentir quelque désordre dans la profondeur de
l'œil. En pareil cas, ce n'est plus à l'hygiène et
aux verres convexes qu'il faut avoir recours, l'op-
ticien disparaît ; à l'oculiste seul il appartient de
reconnaître la nature du mal, et d'y appliquer le
remède ; car un semblable phénomène mérite
un sérieux examen de toutes les parties qui con-
courent à la formation de l'appareil oculaire,
et cet examen ne doit être retardé sous aucun
prétexte.

Une même personne est-elle susceptible d'avoir
un œil *myope*, tandis que l'autre se trouve *pres-
byte ?* Le fait n'est pas douteux, et se rencontre
beaucoup plus communément qu'on ne serait tenté
de le supposer. En pareil cas, quelques oculistes
ont conseillé d'employer le lorgnon, pour aider
l'œil affecté de *presbyopie.* Je ne partage pas cette
opinion ; à mon avis, il est plus rationnel de faire

usage de verres appropriés au degré de vision de chaque œil. Mais c'est ici, surtout, que le choix d'un opticien habile et intelligent est indispensable (1).

(1) Voir le chapitre dans lequel il est question des lunettes.

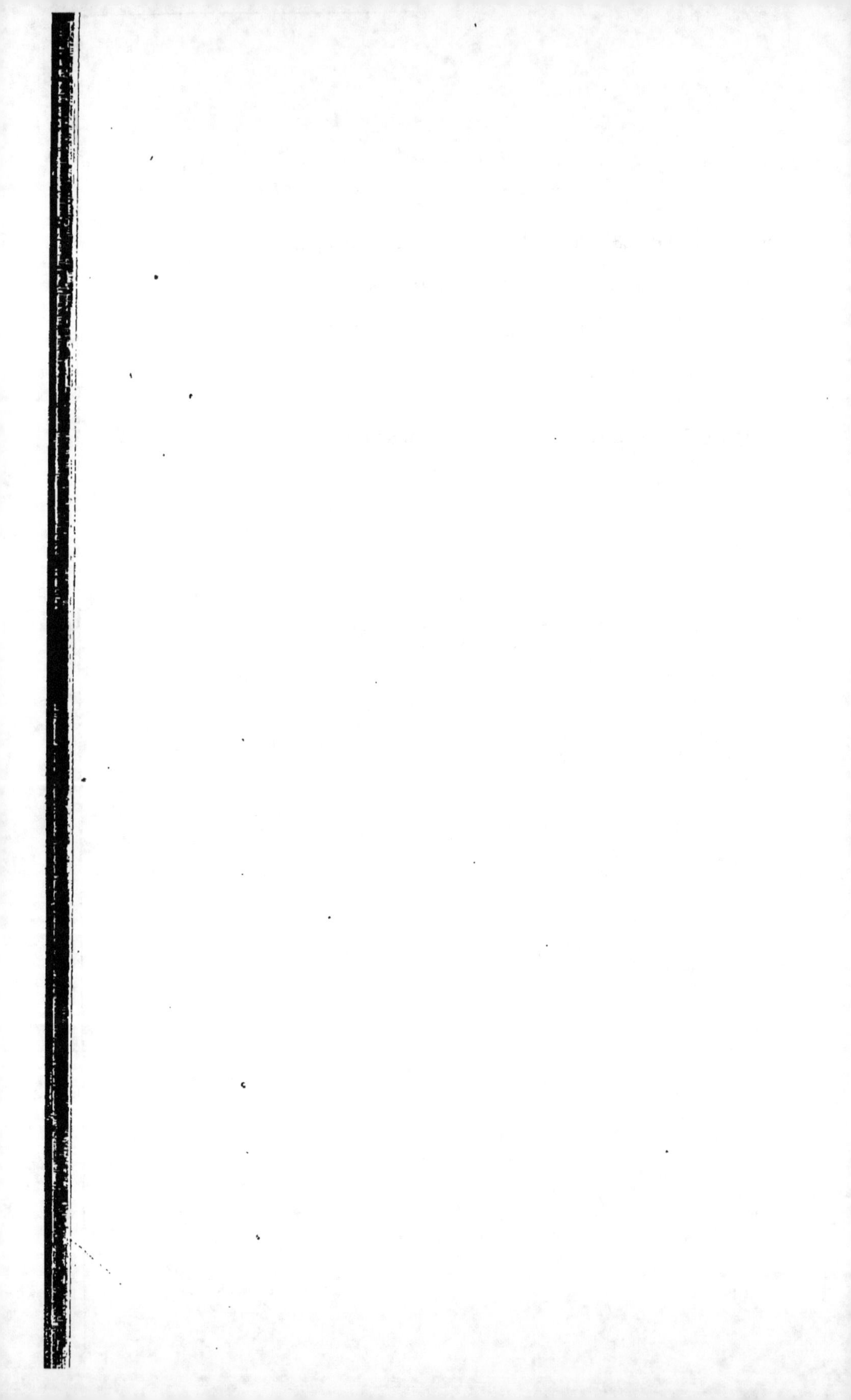

CHAPITRE VIII.

Du strabisme.

Il y a quelques années, bien des gens ignoraient la signification du mot *strabisme ;* tout le monde sait aujourd'hui que *strabique* est synonyme de *louche,* grâce à l'immense publicité qui a accueilli une opération plus ou moins renouvelée des Grecs. On se rappelle sans doute cet enthousiasme fiévreux qui se communiqua de province en province, comme une étincelle électrique; de tous les coins de la presse, la trompette retentit et le tambour battit aux champs; il s'agissait de *déloucher* tous les yeux rebelles au parallélisme. C'était prendre la nature humaine par son côté le plus faible ; aussi les *louches* affluèrent-ils à l'envi, au premier appel adressé à leur vanité. Qu'est-il résulté de tout ce bruit, de tout ce tapage, disons le mot, de tout ce scandale ? Plus d'un œil est resté sur le champ de bataille ; tel qui louchait en dedans loucha désormais en dehors, tel autre qui voyait à droite et à gauche de la rue, fut condamné à contempler son nez à perpétuité.

Notre nature est ainsi faite, l'homme s'enflamme pour des chimères et reste de glace devant la vérité. A l'heure qu'il est, l'enthousiasme strabique, depuis longtemps détrôné, a trouvé un successeur dans l'enthousiasme *éthérien*. On se figure qu'une inspiration, plus ou moins prolongée, de vapeur d'éther est appelée à rayer du cadre des misères humaines, la douleur physique.—On crie à la merveille ! — On s'exalte réciproquement ! C'est la plus magnifique découverte du siècle ! —Tous les bistouris sortent de leurs trousses. — Le plus craintif médecin, celui qui jusqu'alors avait borné ses opérations sanglantes à la manœuvre de la lancette, audacieux aujourd'hui jusqu'à la témérité, ne rêve plus qu'à atteindre la hauteur du couteau à amputation. — Les mêmes tambours battent le même rappel ; les mêmes trompettes sonnent la même charge.

Une pareille fièvre n'est pas neuve, l'esprit humain est toujours disposé à substituer le raisonnement à l'observation, l'imagination à l'expérience, et à abandonner la vieille pratique, le sentier battu, pour se livrer aux spéculations hasardées. La nouveauté offre tant d'attraits que, sans plus réfléchir, on se précipite dans un tourbillon d'hypothèses les plus absurdes, de théories les plus aventureuses.

L'histoire de l'art est pleine de discussions interminables, de luttes acharnées des écoles contre les écoles, à propos du *sec* ou de l'*humide*, du *chaud* ou du *froid*, du *phlegme* ou de la *bile*, etc. Que de systèmes tour à tour florissants, détrônés tour à tour! Quand une fois on est lancé dans le domaine de l'imagination, l'on ne s'arrête plus, le terrain est sans limites, l'erreur s'efface devant l'enthousiasme ; de longues années se passent avant que le jugement recouvre sa liberté et signale les erreurs, les contradictions d'une doctrine. Alors on s'étonne, chaque partisan se demande comment il se fait qu'il ait poussé jusqu'au fanatisme la croyance de l'absurde. Puis, comme l'esprit humain est toujours le même, une nouvelle théorie se présente, les mêmes hommes se passionnent, les admirateurs reparaissent, pour marcher d'erreur en erreur jusqu'au jour de la désillusion. J'ai dit ailleurs ce que je pensais de l'éther (1), et je ne veux pour preuve du peu de durée de son règne que l'enthousiasme qu'il a excité.

Que de merveilles j'ai déjà vues rentrer dans le néant, d'où elles n'auraient jamais dû sortir! Nous

(1) *Revue médicale,* par le docteur Magne, dans le journal *le Voleur et le Cabinet de lecture réunis.*

avons eu tour à tour le magnétisme, l'homœopathie, la médecine chimique, etc. etc. C'est actuellement le tour du camphre. Nos enfants ne pourront jamais se figurer qu'un homme soit venu, qui ait dit aux autres : Toutes les maladies sont causées par des animalcules; or, quand vous voulez empêcher une fourrure de se manger aux vers, vous la couvrez de camphre; *camphrez-vous donc!...* Que sera-ce quand nos enfants apprendront que des milliers d'hommes ont eu foi à de telles naïvetés? A coup sûr, ils croiront entendre narrer le conte de *Barbe-Bleue* ou du *Petit-Poucet*, et ils y prendront un *plaisir extrême.* O moutons de Panurge! race impérissable! — *Uno avulso non deficit alter.* — Quelqu'un parlait dernièrement devant certain petit garçon de ma connaissance, de la manière dont le camphre était supposé guérir : « Mais, s'écria l'espiègle, si le camphre tue les petits animaux, est-ce qu'il ne pourrait pas tuer les grands?...» *Enfant terrible,* qui ruinait, sans y penser, toute une théorie en même temps qu'il donnait une leçon de bon sens à l'assemblée.

Je ne saurais trop recommander au lecteur de se tenir en garde contre de tels entraînements. La vérité ne se montre jamais à nos yeux avec l'enthousiasme pour cortége. Galilée annonce que la terre tourne, il est contraint de se rétracter à deux genoux. —Harvey découvre la circulation du sang, et il devient le jouet de ses contemporains. — Et de nos jours, pour propager une découverte qui arrache à la mort tant de victimes, je veux parler de la vaccine, n'est-on pas obligé de payer de malheureuses mères pour les forcer à faire participer leurs enfants aux bienfaits de cette innocente opération ? Toute invention utile a subi une épreuve, et il suffit de songer à l'espèce de purgatoire par lequel on a fait passer l'*orthopédie*, pour être assuré que l'*orthopédie* a une grande valeur.

Partout où il y a enthousiasme, il y a passion ; partout où il y a passion, il peut y avoir erreur.

La vérité se présente tout autre, elle est toujours ce qu'elle était du temps de Fontenelle : un *coin qu'on ne fait entrer que par le gros bout*, et c'est parce que je suis bien pénétré de cette idée, que je me suis permis cette digression à propos du *strabisme*, auquel il est temps de revenir.

Par *strabisme* nous entendons un défaut de parallélisme des deux axes visuels ; ainsi, quand une personne atteinte de ce vice fonctionnel veut regarder fixement un objet à l'aide des deux yeux, l'œil louche, insensiblement ou tout à coup, et toujours involontairement, se dévie à droite ou à gauche, en dedans ou en dehors, suivant le mode de strabisme dont il est affecté. Que si cette personne essaye de fermer l'œil sain, l'œil *strabique* fonctionne normalement, et obéit à tous les mouvements que la volonté lui imprime ; mais dès que les deux yeux recommencent à regarder ensemble, la déviation reparaît. — C'est une remarque que tout le monde a pu faire, et qui donne le secret de la réputation que s'était jadis acquise certain charlatan. Cet homme, lorsqu'il avait opéré un *louche*, couvrait immédiatement l'organe sain, et présentait l'autre à l'assemblée, devant laquelle il s'exerçait; chacun admirait comme l'œil opéré manœuvrait en tous sens... Le même résultat aurait pu s'obtenir avant l'opération.

Le *strabisme* n'affecte ordinairement qu'un seul œil; —rarement on voit les deux yeux détournés à la fois de leur axe; — la femme y est tout aussi exposée que l'homme, — et aucun âge n'en est exempt, ce qui s'explique par la diversité des causes susceptibles d'engendrer le *strabisme*. Cependant, le nombre des *louches* est proportionnellement plus grand chez les enfants qu'à toutes les autres époques de la vie. La raison en est due à certaines causes qui existent pour la première enfance, et que nous ne retrouvons plus chez les adultes et les vieillards. La plupart du temps, le *strabisme* naît accidentellement; mais, néanmoins, il est souvent congénital, et d'autres fois héréditaire; car on peut hériter des yeux de ses parents comme des traits de leur visage : je dois toutefois ajouter que le *strabisme* héréditaire n'est pas des plus communs:

Le lecteur n'a sans doute pas oublié que l'organe de la vision se meut à l'aide de muscles chargés de le porter, qui en dedans, qui en dehors, etc. C'est presque toujours à une altération dans la fonction musculaire qu'est due l'action de *loucher*, que cette altération soit médiate ou immédiate ; aussi le *strabisme* est-il en rapport avec le jeu des muscles. De là quatre divisions distinctes : le *strabisme* sera *divergent* ou *externe*, si l'œil tend à se porter en dehors ; — s'il se porte au contraire en dedans, c'est le *strabisme interne* ou *convergent*, celui que nous observons communément. — Enfin, suivant que le globe oculaire est dévié en bas ou en haut, le *strabisme* porte le nom de *descendant* ou d'*ascendant ;* — cette dernière variété est la moins répandue. Les quatre divisions peuvent elles-mêmes se combiner ; c'est ainsi qu'il arrive de *loucher* en dedans et en bas, *strabisme convergent inférieur;* ou bien en dehors et en haut, *strabisme divergent supérieur.*

Est-il vrai, ainsi qu'on l'a prétendu, que presque toutes les personnes atteintes de *strabisme* aient la vue mauvaise? L'assertion manque d'exactitude ; sans doute la vue des *louches* n'est pas parfaite, mais on en rencontre beaucoup qui possèdent un degré de vision très-convenable, et qui se servent de leurs yeux depuis longues années sans avoir eu jamais besoin de réclamer les secours de l'art. On a dit aussi, à tort, que le *strabisme en dedans* annonçait un commencement d'amaurose ; ce n'est pas un indice plus certain que les autres : les *amaurotiques louchent* souvent, il est vrai, et cela se conçoit, puisque la vision chez eux devient de jour en jour moins distincte et ne s'opère plus qu'avec hésitation ; mais ils *louchent* tout autant en dehors qu'en dedans, et le *strabisme convergent* n'a, suivant nous, rien qui doive alarmer. On a dit encore que le *strabisme* s'accompagnait de *diplopie.* Ce phénomène de la double vision est plus constant; il tient précisément au défaut de parallélisme : — les deux yeux ne voient pas sur le même plan; ils sont de plus impressionnés diversement; de là une vision dissemblable ou une double vision, qui d'ailleurs ne se manifeste qu'au début du *strabisme*, car peu à peu l'œil sain s'habitue à se charger seul de la fonction.

Mon but n'étant pas d'esquisser ici un traité de pathologie oculaire, mais bien de tracer quelques règles d'hygiène, dans l'intérêt de la conservation des yeux, on ne s'étonnera pas de me voir négliger tant soit peu tout ce qui regarde le *strabisme* acquis, affection à laquelle l'oculiste seul est appelé à porter remède, puisque seul il peut remonter à la cause; en revanche, je vais entrer dans quelques détails sur la manière dont on contracte le *strabisme,* ce qui me conduira naturellement à dire comment il est possible et même facile d'éviter de devenir *louche.*

Quiconque examine un enfant avec attention, est frappé de l'excessive mobilité de ses yeux. —

Chez ce petit être, dont les membres semblent frappés d'inertie, le regard ne cesse d'errer dans une rotation perpétuelle, sans jamais se fixer; tous les objets attirent également son attention, mais aucun ne l'arrête, à moins qu'il ne soit très-différent des autres; c'est que l'enfant n'a nulle connaissance de tout rien ne l'entoure : rien ne le frappe, si ce n'est le contraste qui existe entre la lumière et l'obscurité. — Supposons pour un instant, et cette supposition n'est que trop souvent la réalité; supposons que le berceau de l'enfant se trouve dans l'appartement, de manière à ce que le jour lui vienne d'une fenêtre située de côté. Dès qu'il sera éveillé, ses yeux rechercheront avidement la partie éclairée. Tant qu'il sera dans son berceau, son regard se tournera vers l'endroit par lequel la lumière lui arrive, et cette gymnastique, car c'en est une, se renouvelant chaque jour et plusieurs fois par jour, le strabisme finira par devenir permanent. — Bien que l'enfant soit placé en face d'une fenêtre, il en sera de même si, à portée de sa vue et

de côté, se trouve un objet sur lequel les rayons
du soleil se reflètent avec plus d'éclat, sur le globe
d'une pendule, par exemple.

On voit souvent des nourrices agacer leurs
nourrissons à l'aide de ces petits jouets dont les
enfants sont si avides. On ne se doute pas assurément
qu'un tambour ou un polichinelle peuvent devenir
une cause de *strabisme*. Le fait existe cependant,
et les oculistes affirment que l'action de *loucher* en
dehors des deux yeux vient de ce qu'on offre à
l'enfant, des deux mains, deux objets également
susceptibles de le séduire, et que le petit avide
veut embrasser à la fois d'un même coup d'œil.

Le hochet se trouve dans le même cas ; le luxe,
qui se glisse partout, a trouvé moyen de s'introduire
jusque dans ce petit instrument, que l'on fait d'or
ou d'argent; outre le grave inconvénient d'offrir un
corps dur à des gencives si tendres, on expose
des enfants à devenir *louches*, en tentant leur vue
à droite ou à gauche, en haut ou en bas, par l'éclat
de ce bijou doublement dangereux.

Madame DE STAEL, si juste dans ses observations, a dit quelque part que certains nourrissons contractaient le *strabisme* pour avoir été allaités par des femmes qui portaient un signe à la mamelle ; cette opinion n'admet point de contestation.

Que les enfants eux-mêmes soient marqués au nez d'une tache, d'une verrue, d'un signe ; il n'en faut pas davantage pour attirer leur attention, puisque, sans aucune de ces marques, on voit des enfants devenir *louches* par suite de l'habitude qu'ils ont acquise de regarder leur nez. — L'imitation mérite aussi d'être rangée au nombre des causes qui produisent le *strabisme*.

Si tous ces objets, placés hors de l'œil, sont susceptibles de déterminer la maladie qui nous occupe, à plus forte raison comprendra-t-on l'influence des causes qui tiennent au globe de l'œil lui-même ; telles sont les *taies* et les *cicatrices* résultant d'anciens ulcères de la *cornée.* — J'établis ici une différence entre les *taies* et les *cicatrices*, comme je l'ai déjà fait dans mon Mémoire sur les taches de la cornée (1), parce que, bien que ces deux maladies se présentent sous l'aspect de taches blanchâtres, elles ne sont pas moins de nature très-différente, et ne conduisent pas au strabisme de la même manière. Qu'une *taie,* par exemple, occupe le centre de la *cornée ;* cette opacité mettant obstacle au passage des rayons lumineux qu'elle sépare de la *pupille ,* à la manière d'un rideau, l'œil se portera en dehors ou en dedans, pour essayer de rassembler les rayons qui n'arriveront à la *pu-pille* qu'obliquement, à travers les parties de la cornée demeurées transparentes. — S'agit-il d'une *cicatrice cornéale ;* que cette cicatrice résulte d'une blessure ou d'une ulcération, la partie cicatrisée, offrant un enfoncement cupuliforme, ne se trouve plus de niveau avec le reste de la courbe cornéenne ; et bien que souvent l'opacité ne soit pas impénétrable à la lumière, comme la diplopie

____

(1) *Mémoire sur les taches de la cornée,* désignées généralement sous le nom de *taies,* par le docteur Magne. (*Gazette médicale,* 1845.)

survient à cet endroit, ou que tout du moins la vision s'opère inégalement, l'œil tend encore à se dévier pour rechercher les rayons qui traversent une autre portion de la cornée.

Il est encore une cause de *strabisme* qui pourrait augmenter le cadre des *maladies déterminées par les remèdes :* c'est la malencontreuse habitude que conservent quelques médecins, de ne couvrir qu'un seul œil chez les enfants affectés d'*ophthalmie*. Il paraît rationnel, au premier abord, de ne cacher que l'œil malade, et de laisser à découvert celui qui est sain. Mais, si l'ophthalmie se prolonge, l'organe sain gagnera de jour en jour de la force, tandis que son congénère s'affaiblira, et la vision ne se fera plus qu'inégalement, lorsque ce dernier sera rendu à la lumière. — N'est-ce pas le cas de dire que le remède est pire que le mal?

Nous venons de passer en revue toutes les causes auxquelles l'hygiène peut facilement remédier ; mais ce ne sont pas, à beaucoup près, les seules capables d'engendrer le *strabisme*. — Ainsi, une différence de sensibilité des deux *rétines* peut amener une déviation du globe oculaire; — un spasme musculaire, occasionné par un accès de colère, ou par la terreur, déterminera le même accident. — Est-il nécessaire de dire que la présence des vers dans l'intestin, — que la dentition, — que les convulsions, fléau des enfants et désespoir des parents, ont maintes fois rendu *louches* de petits êtres qui jusqu'alors avaient joui d'une vision normale ; et , si nous voulions élargir notre cadre à mesure que le mal devient plus grave , ne pourrions-nous pas parler du *strabisme* qui survient durant l'*inflammation* et le *ramollissement du cerveau*, ainsi que dans l'*hydrocéphale* et les *tubercules scrofuleux ?* Mais cette triste série se trouve en dehors des limites fixées à notre ouvrage ; le *strabisme* n'a plus alors de valeur que comme symptôme , et ne constitue qu'une affection bien minime, qui s'efface devant la gravité de maladies par lesquelles la vie se trouve prochainement compromise. Abandonnons ce tableau lugubre , pour nous occuper des moyens de prévenir ou de combattre le *strabisme* pur et simple. Les règles à suivre sont la plupart du temps très-faciles, et n'exigent qu'un peu d'attention et de persévérance.

1° La mère de famille aura soin que le berceau de l'enfant ne soit jamais placé de manière à ce que la lumière lui vienne de côté; elle écartera de la portée de ses yeux tout objet par trop brillant et susceptible d'attirer son regard autrement que de face; elle s'assurera que dans tous les petits soins de propreté qu'exige son enfant, et qui se renouvellent ordinairement à la même place, et souvent, il ne soit point exposé à recevoir le jour latéralement.

2° Elle recommandera à la nourrice, si elle n'a pas le bonheur de l'être elle-même, de ne jamais présenter à son nourrisson un jouet de chaque main; et quand je dis recommander, j'entends qu'elle s'assurera souvent par elle-même que sa recommandation est mise à profit. — Les nourrices sont toujours persuadées que les mères n'y *entendent rien* (c'est leur expression habituelle), et, dans cette persuasion, elles sont disposées à faire le contraire de ce qu'on leur dit. Surveillez aussi la manière dont l'enfant est vêtu ; une épingle qui le blesse le fera pleurer et se mettre en colère. Sachez toujours, si cela est possible, pourquoi il crie et se fâche, et que le remède ne se fasse point attendre, puisque nous avons signalé la colère comme cause de *strabisme*.

3° Une mère de famille éclairée ne donnera jamais à son enfant un hochet d'ivoire ; encore moins d'argent ou d'or ; ces instruments, par leur dureté et leur éclat, nuisent aux gencives ainsi qu'aux yeux ; un long morceau de racine de guimauve ramollie dans l'eau sera moins brillant, mais remplacera avantageusement tous les hochets du monde.

4° Si le sein présente une tache ou un signe susceptible d'attirer l'attention du nourrisson, que ce signe soit toujours masqué à l'aide d'un fichu ; dans ce cas, le remède est toujours à côté du mal.

5° Si le nez de l'enfant est marqué d'une verrue ou d'un signe quelconque, à la première apparence de *strabisme*, une petite opération deviendra nécessaire. — L'avis est peut-être cruel, mais entre une douleur momentanée ou un accident aussi durable peut-être que la vie, le choix n'est pas douteux.

6° Il est plus difficile d'obtenir un bon résultat avec les enfants qui *louchent* par imitation. En pareille circonstance, on essayera de faire comprendre tout le disgracieux de cette manie. — Aux enfants indociles ou trop jeunes pour se rendre compte de la portée d'une observation, on essayera d'imposer quelques petites privations... de jeu ou de bonbons, bien entendu.

7° Lorsque les enfants auront atteint l'âge de raison, et ces derniers conseils s'adressent également aux adultes, il sera utile de couvrir l'œil sain pendant une heure ou deux chaque jour, et de contraindre ainsi l'œil *louche* à fonctionner seul. Tous les jours aussi il sera bon de chercher à mirer les deux yeux à la fois devant une glace ; cet exercice gymnastique a pour but de forcer les organes à revenir au parallélisme, en donnant une idée de la difformité. Dans les moments de récréation, et lorsque l'œil sain sera couvert, on engagera les enfants à se livrer de préférence à des jeux qui exigent que l'œil voie de loin et se livre à un exercice perpétuel : ainsi, la balle élastique. — Il est presque superflu de dire que si le strabisme affecte les deux yeux, on les couvrira tour à tour. On essayera aussi de la lecture, en plaçant le livre du côté opposé au *strabisme.*

Buffon a émis une opinion que je suis loin de partager. Il conseille de faire fonctionner les yeux, munis, celui qui *louche,* d'un verre plan, celui qui est sain, d'un verre convexe. Le résultat se comprend ; la vue devient trouble à travers le verre convexe, et l'œil malade fonctionne seul. C'est, il me semble, s'exposer à compromettre gratuitement un organe en bon état ; mieux vaut le cacher complétement. Ces différents exercices seront puissamment aidés, si l'on place une mouche de taffetas noir sur le nez, ou un corps noir et saillant sur les joues, suivant que le *strabisme* sera *divergent* ou *convergent;* ce corps coloré fera un appel continuel aux mouvements de l'œil, et contribuera peu à peu à violenter l'action des muscles paresseux.

8° Pour compléter ce que nous avions à exposer relativement au strabisme, il nous reste à parler des *louchettes.* Je ne m'arrêterai pas à décrire toutes les formes qui ont été proposées et qui varient à l'infini ; je me bornerai à donner une idée de la *louchette* que je considère comme la plus utile, et que j'emploie habituellement dans ma pratique.

Les *louchettes* se composent d'une tige d'acier, semblable aux armatures des lunettes ordinaires, mais beaucoup plus flexible. Le verre est remplacé par une coquille en caoutchouc, percée à son centre d'un trou très-étroit et qui doit former le seul orifice par lequel la lumière arrive jusqu'à l'œil. Ce point est très-important ; aussi la *louchette* doit-elle être garnie d'un taffetas noir qui recouvre convenablement l'orbite et ne laisse pénétrer aucun rayon par la circonférence. Cette condition est surtout essentielle pour les enfants, toujours disposés à ne voir qu'un jeu dans l'exercice des *louchettes*, et ne manquant pas de chercher à regarder en dedans ou en dehors, en haut ou en bas. Les *louchettes* seront donc construites par un opticien intelligent, et tout exprès pour la personne qui doit les porter. Chaque fois qu'on en fera usage, on s'assurera bien que l'orbite est *hermétiquement* fermée et que la lumière ne saurait avoir d'autre accès que par le trou central ; une demi-heure de lecture par jour, avec cet appareil, est suffisante ; si les deux yeux étaient *louches*, deux *louchettes* seraient nécessaires. Autrement l'œil sain reste tantôt libre, tantôt recouvert d'un taffetas.

Ces conseils, je le répète, ont besoin d'être suivis avec beaucoup de soin et de persévérance ;

dans certains cas le succès sera complet, dans d'autres la médecine devra venir en aide, suivant la cause qui aura agi, et qu'il appartient à l'homme de l'art d'apprécier et de combattre.

Il en sera de même, bien entendu, pour le *strabisme* lié à une des graves affections qu'il m'a suffi de mentionner. Quant à l'opération du *strabisme*, ce n'est point ici le lieu d'en discuter la valeur, je me borne à dire que je la crois quelquefois nuisible, superflue souvent, et rarement utile.

CHAPITRE IX.

De la cataracte.

La fréquence de la *cataracte*, les idées erronées qui ont cours depuis des siècles dans le public, au sujet de cette maladie, les efforts sans cesse renouvelés, d'effrontés charlatans qui promettent de la guérir sans opération, m'ont déterminé à consacrer un chapitre de cet ouvrage aux différentes opacités de l'*appareil cristallin*, dont l'étude serait plus à sa place dans un traité de pathologie oculaire, si je ne croyais devoir tenir compte des motifs qui viennent d'être énumérés.

C'est une chose vraiment singulière que, depuis
ORIBAZE jusqu'à MAÎTRE-JAN, les hommes de l'art
aient ignoré le véritable siége de la cataracte, qu'ils
guérissaient pourtant.

Les anciens croyaient que la cataracte était
formée par la condensation des parties les plus vis-
queuses de l'humeur aqueuse entre l'*iris* et le
cristallin ; c'était l'opinion généralement admise.
Plus tard, quelques chirurgiens, considérant le *cris-
tallin* comme composé de plusieurs petites pelli-
cules appliquées les unes sur les autres, suppo-
sèrent que l'opacité était constituée par l'une de
ces pellicules détachée de la masse lenticulaire.

C'est à MAÎTRE-JAN qu'était réservé l'honneur
d'observer le premier, et de prouver, à l'aide de
pièces pathologiques, que le *cristallin* lui-même
est le siége du mal.

La théorie nouvelle de cet oculiste suscita à
l'Académie royale des sciences une vive discussion,
à laquelle prirent part ANTOINE et DE LA HIRE,
soutenant, le premier la découverte de MAÎTRE-

JAN, le second les opinions généralement reçues. Enfin, quand LAPEYRONIE et MORAND eurent convaincu les académiciens, en mettant sous leurs yeux des cristallins et des capsules opaques provenant de cataractes, il fut reconnu que les anciens avaient tort, et que le cristallin, comme l'avait démontré KOEPLER, n'est pas absolument nécessaire pour voir, mais seulement pour mieux voir. Ce dernier fait se trouve constaté et décrit par un médecin d'Amsterdam, PLEMPIUS, qui, dans son OPHTHAL-MOGRAPHIE, s'exprime en ces termes : *Dicamne vero etiam omnibus inopinatum quidpiam ? aio enim vero cristallinum non nobiliori in oculo fungi officio, quam aqueum. Et exempto cristallino, oppletoque loco ab humore vitreo visionem nihilominus celebratum iri : verum non tam distincte quam nunc : confusa enim esset in retiformi pictura, nisi alio situ, quam quem nunc obtinet, retiformis locaretur.* Croirait-on qu'après avoir exposé cette vérité, l'auteur se soit laissé devancer par MAÎTRE-JAN?

Je ne sais si PLEMPIUS avait connaissance des travaux de KOEPLER, qui, en 1604, prouva que le *cristallin* ne pouvait être le siége de la vision par cela même qu'il est transparent, et que sa fonction est celle d'une lentille destinée à rassembler au fond de l'œil les rayons lumineux. Il paraît assez extraordinaire que MAÎTRE-JAN lui-même n'en ait pas fait mention.

Aujourd'hui qu'il est parfaitement reconnu que la *cataracte* consiste dans l'opacité partielle ou totale de l'appareil du *cristallin,* il semble que tous les chirurgiens devraient être d'accord pour définir cette maladie. — Et cependant il n'en est pas ainsi. M. VELPEAU, par exemple, la considère comme *une opacité contre nature d'un des milieux transparents de l'œil, que traversent habituellement les rayons lumineux pour arriver sur la rétine.* Avec la meilleure volonté du monde, je ne crois pas que l'état actuel de la science réclame une même dénomination pour des maladies qui n'ont aucune ressemblance : — l'opacité du *corps vitré* n'a point de rapport avec l'opacité de l'*hu-meur aqueuse*, et celles-ci diffèrent complétement des opacités *capsulaire* et *cristalline*. On abaisse, on broie ou l'on extrait une *cataracte*, et il n'est venu à la pensée de personne, que je sache, d'a-baisser, de broyer ou d'extraire la masse du *corps vitré*.

Je ne puis admettre davantage, avec M. Mac-kenzie, que par *cataracte* on *entend une opacité située entre l'humeur vitrée et la pupille.* A ce compte, les épanchements de pus ou de sang, situés dans la chambre postérieure, et les *fausses membranes iritiques* seraient des *cataractes.* Le sens que je donne à cette définition est beaucoup plus restreint et, je crois, plus juste : .

La cataracte, de καταρρασσω, je trouble ; γλαυ-κωμα d'Hippocrate ; υποκυμα de Galien ; *suffusio* de Celse ; *gutta opaca* des Arabes ; *caligo lentis* de Cullen ; *der graue staar* des Allemands, consiste dans l'opacité partielle ou complète de la *capsule cristalline,* du cristallin ou de l'*humeur* dans la-

quelle il nage, ces diverses parties étant suscep-
tibles d'être altérées isolément ou à la fois.

Je dis que l'opacité peut être complète, et je le
dis avec intention, parce que presque tous les
auteurs, et entre autres MM. Mackenzie et
Lawrence, admettent que la cataracte n'empêche
jamais le malade de distinguer le jour de la nuit;
ce qui fait que si la cécité est absolue, on se croit
fondé à supposer une autre lésion ajoutée à celle
du *cristallin*, une *amaurose*, par exemple.—Il est
de la plus haute importance de signaler cette er-
reur. En effet, l'opération sera indiquée ou contre-
indiquée, suivant que la *cataracte* existera isolé-
ment ou se compliquera d'une *amaurose*. J'insiste
donc pour que l'on n'oublie point que l'altération
de l'appareil du *cristallin* suffit, dans quelques cas,
pour plonger le malade dans un aveuglement total.

Quelle est la nature de cette opacité? ou, en
d'autres termes, de quelle façon agissent les causes
qui la produisent? La réponse de Sanson à cette
question n'est pas encourageante : « Nous sommes

à cet égard, a-t-il dit, dans une ignorance complète et dans laquelle nous resterons probablement toujours. » Ce n'est pourtant pas faute de chercher à expliquer ce phénomène, car il a donné naissance à une foule de théories que le lecteur ne sera peut-être pas fâché de rencontrer ici.

On sait déjà quelle a été l'opinion de nos devànciers, depuis ORIBASE jusqu'au XVIIe siècle, et il est extraordinaire que durant une si longue période, les idées d'HIPPOCRATE, de GALIEN et d'ORIBASE lui—même, qui avaient reconnu le siége de la *cataracte*, soient tombées dans l'oubli. — MAÎTRE-JAN, qui fut le premier à rentrer dans la voie de la vérité, estimait que la cause des cataractes « était une sérosité acide et mordicante qui pénétrait la substance cristalline sans détruire les conduits nourriciers. » — DE SAINT-YVES, auquel n'échappa point la distinction des opacités *membraneuses* et *cristallines*, les croyait dues à un dépôt d'une matière de nature purulente. — Une opinion qui compte bon nombre de partisans, bien qu'elle ait été diversement expliquée, est celle qui attribue la *cataracte* à un défaut de nutrition de l'appareil du *cristallin*. Ainsi HEISTER a admis que les vaisseaux ténus de la lentille s'oblitéraient. — Cette même lentille serait nécrosée suivant DELPECH. D'un autre côté, il est certain que l'inflammation précède et occasionne souvent la cataracte.

Voilà donc que l'afflux du sang et l'inflammation sembleraient conduire au même résultat que la privation de nutrition. Que penser de pareilles contradictions? Faut-il, s'en tenant à la conclusion de SANSON, se résoudre à demeurer dans une ignorance complète? Non! bien que je ne veuille rien abandonner à l'hypothèse, et que je tienne à être avant tout praticien, je tenterai de donner une explication qui me semble d'ailleurs entièrement d'accord avec les faits.

La *cataracte,* ainsi que nous le verrons à l'étude des causes, affecte surtout les vieillards; il est même constant que, passé soixante ans, on constate fort ordinairement une teinte métallique derrière la pupille. Si cette affection était bornée exclusivement à la vieillesse, nous serions bien forcé de reconnaître qu'elle provient d'un défaut de nutrition; mais il n'en est pas ainsi, la *cataracte* se manifeste chez les adultes, et elle est souvent congénitale. Cette dernière, aujourd'hui le fait est hors de doute, affecte toujours la *capsule;* c'est pourquoi ceux qui en sont atteints peuvent souvent se conduire seuls et reconnaître la forme de quelques gros objets.

Actuellement, le cristallin et son enveloppe sont-ils susceptibles de s'enflammer? Quant à la *membrane cristalline,* tous les chirurgiens sont d'accord pour admettre une *capsulite;* mais en existe-t-il un seul qui ait pu prouver l'existence de la *phakite?* La dénomination a été créée, il est vrai, et ce n'est jamais cela qui manque en ophthalmologie; mais, en bonne pratique, on ne saurait admettre l'inflammation du *cristallin*. D'où il suit que la cataracte provient de deux manières :

1° Par défaut de nutrition : c'est celle qui affecte

surtout les vieillards ; les vaisseaux qui viennent du *corps* et du *cercle ciliaire* s'oblitèrent peu à peu, le *cristallin* ne fait plus que végéter, et finit, après un plus ou moins long laps de temps, par être frappé de mort.

2° Par une inflammation qui, ayant son siége dans la *capsule*, n'a pu se terminer par résolution : c'est la cataracte des enfants et des adultes. On conçoit que cet état pathologique enrayant la nutrition du *cristallin*, celui-ci ne puisse se soustraire plus tard à l'opacité qui, chez lui, n'arrivera que secondairement.

En résumé, j'admets deux maladies de nature différente, bien que produisant le même résultat et exigeant la même opération : l'une est une inflammation, l'autre est un affaiblissement graduel.

Ce n'est certes pas sans raison que les auteurs se sont occupés de l'influence de l'âge et des diverses professions, dans l'étude des causes qui, de près ou de loin, agissent en troublant la transparence de l'*appareil du cristallin*. Le sexe, la

constitution, le climat, ont été aussi tour à tour
l'objet des recherches et des travaux statistiques.
Je m'abstiendrai pourtant de citer des chiffres ;
dans la maladie qui nous occupe, il faudrait pré-
senter des masses d'observations pour obtenir un
résultat de quelque utilité. Pour ce qui est des pro-
fessions, les forgerons, les serruriers, les souffleurs
de verre, les cuisiniers, en un mot, tous ceux qui
travaillent exposés à un feu ardent, sont plus su-
jets que d'autres à être atteints de *cataracte ;*
mais la remarque a été faite surtout pour les cul-
tivateurs, qui passent des journées entières la
tête baissée vers la terre chauffée par les rayons
du soleil. Il en est de même des personnes
qui font un usage continuel des microscopes,
lentilles, etc.

Suivant Beer, cette affection se montrerait de
préférence chez les individus dont les travaux exi-
gent que le corps soit assis, de façon à comprimer
le ventre, et à déterminer l'afflux du sang vers la
tête. — Il est constant que la cataracte atteint sur-

tout les vieillards ; je ne suis pas aussi cer-
tain que les hommes y soient plus exposés que les
femmes, ainsi qu'on l'a dit. — On a prétendu aussi
que le Nord y prédisposait plus que le Midi ; à côté
de cette assertion s'en trouve une autre, attribuant
au voisinage des volcans, la fréquence des opacités
qui se remarquent dans la Sicile et le royaume de
Naples.

Est-il vrai que la cataracte s'observe d'ordinaire
chez des individus à tempérament robuste, d'une
bonne santé, mais rhumatisants ? M. Mackenzie se
prononce pour l'affirmative ; je ne puis que faire
remarquer, une fois de plus, l'étrange abus qu'on
a fait du rhumatisme en ophthalmologie. Le même
auteur a observé trois fois la cataracte chez des
personnes âgées de dix-huit à vingt-cinq ans, et at-
teintes de diabétès sucré. Ce chirurgien croit
aussi que l'appareil du cristallin peut perdre sa trans-
parence à la suite d'applications soudaines du froid
aux extrémités, dans le but d'arrêter la menstrua-
tion, par exemple.

Il est plus facile d'expliquer l'action des vapeurs irritantes et des inflammations internes de l'œil, des lésions traumatiques et des contusions de cet organe. On a encore attribué une certaine influence à l'état scrofuleux, et à l'infection syphilitique. On ne saurait nier aussi l'action des affections morales tristes. Je ne parlerai pas d'une foule de causes que les auteurs ont rangées parmi celles qui peuvent produire la cataracte; un grand nombre n'ont réellement aucun rapport avec le sujet qui nous occupe; mais il en est une que je ne saurais oublier de mentionner en terminant, c'est l'hérédité; tous les chirurgiens qui se sont occupés d'ophthalmologie sont d'accord à ce sujet. Il sera facile d'en trouver des exemples dans les ouvrages de CARRON DU VILLARDS, DESHAYES-GENDRON, JANIN, MACKENZIE, MAÎTRE-JAN, PETIT (de Lyon), RICHTER, SANSON, WARDROP, etc.

Si la *cataracte* se présentait toujours sous l'aspect d'une tache blanche occupant la marge pupillaire, il serait facile de la reconnaître à première vue ; mais il n'en est pas ainsi : elle varie singulièrement sous le triple rapport de la couleur, de la marche et du développement. Les impressions éprouvées par le malade ont, au contraire, une grande uniformité; on les a réunies sous la dénomination de *signes subjectifs*. En général, lorsque nous sommes consultés pour des yeux atteints de *cataracte*, nous apprenons que depuis un temps plus ou moins long, quelques mois, quelques années, la vue, qui d'abord éprouvait un sentiment de gêne, est devenue de plus en plus difficile ; — un léger brouillard, un peu de fumée, s'est interposé entre l'œil et les objets extérieurs. — Ce nuage a fini par prendre la consistance d'un rideau de gaze qui permet à peine de distinguer un ensemble, sans pouvoir en saisir les détails. — Les malades s'aperçoivent aussi le plus souvent que la vision s'opère plus facilement de côté que de face ; au crépuscule et dans les journées sombres, que par une lumière vive. — La flamme des bougies cesse d'apparaître aussi brillante que de coutume, mais augmente singulièrement de diamètre et semble entourée d'une large auréole.

En même temps que la vue se trouble, les malades éprouvent la sensation de petits corps qu'ils supposent placés devant leurs yeux, et qu'ils comparent tantôt à des mouches, tantôt à des stries rubanées, ou bien à des zigzags, ou à des cheveux. Persuadés d'abord que ce phénomène existe hors d'eux et non pas en eux, ils vous disent qu'ils ont fait couper leurs cheveux ou ont changé d'habitation. Ces petits corpuscules, qu'on a appelés à tort *mouches volantes*, sont toujours placés dans la même direction relativement à l'axe de l'œil. Les mêmes sensations se retrouvent chez les personnes atteintes d'amaurose, de sorte que le chirurgien serait fort embarrassé, dans le diagnostic d'une *cataracte* commençante, si tous les doutes n'étaient levés à l'aide de l'expérience des *trois lumières* de Sanson, phénomène que j'expliquerai tout à l'heure.

Tels sont la plupart du temps les signes subjectifs de la *cataracte* ; et il n'est pas indifférent de savoir qu'ils se développent presque toujours sans douleur, contrairement à ce qui se passe chez les amaurotiques.

Il semble que les signes objectifs devraient se tirer exclusivement de l'examen de la *marge pupillaire* ; c'est en effet dans cet espace qu'ont lieu les modifications qui servent à constater la cataracte ; cependant, il existe d'autres indications qu'on aurait tort de négliger. Ainsi, les aveugles par *amaurose,* présentent un facies qui leur est propre : — ils marchent la tête renversée en arrière, — leur physionomie est immobile, — leur regard présente un air de stupeur et d'hébétude qui a quelque analogie avec les yeux d'émail des figures de cire. Il n'en est pas de même des aveugles par *cataracte :* — leur habitude extérieure n'a pas changé ; — le visage conserve sa mobilité, — les yeux, par instinct, se dirigent vers la lumière qu'ils peuvent encore, le plus souvent, distinguer des ténèbres ; — le globe de l'œil a gardé son volume ; — *l'iris* jouit ordinairement de toute sa contractilité, si ce n'est dans certains cas dont il sera parlé. — Quant à l'*espace pupillaire*, à sa couleur noire habituelle a succédé une teinte dont la coloration, tantôt d'un blanc nacré ou opalin, tire souvent sur le gris et le jaune-ambré ; — parfois cet espace est roussâtre, brun, et même, bien que cela soit encore contesté, la marge pupillaire conserve sa couleur normale, lorsque la *cataracte est noire.*

Le changement de couleur n'est pas le seul signe que fournisse la pupille. Alors que l'opacité est complète ou à peu près, on distingue aisément deux cercles foncés qui se détachent sur la capsule blanche : — le premier de ces cercles est formé par le bord libre du feuillet postérieur de l'*iris ;* le second consiste dans une ombre que projette ce diaphragme, ombre indiquant la distance qui existe entre l'*iris* et l'*appareil du cristallin.* On conçoit que ces anneaux noirs soient susceptibles d'être modifiés par les mouvements de l'iris.

Les signes que je viens d'énumérer ne sauraient

suffire pour asseoir sûrement un diagnostic. Il est des altérations morbides de l'œil qui offrent , avec la *cataracte,* une grande analogie de symptômes. — Ainsi , l'*amaurose* peut présenter parfois un aspect blanc-jaunâtre derrière la *pupille.* Le *glaucome* se trouve dans le même cas. — La marge pupillaire peut être noire dans la *cataracte* et dans l'*amaurose.* — La *pupille* peut être dilatée , resserrée , déformée , sans qu'il soit possible de se prononcer avec certitude. Mais, outre le *glaucome* et l'*amaurose,* il existe des altérations qu'il faut se garder de confondre avec l'opacité de l'appareil du cristallin : je veux parler des *cataractes fausses.* On distinguera facilement la *cataracte fausse membraneuse,* ou produit *iritique,* à ce que cette opacité n'est pas située derrière la pupille , mais dans son ouverture même ou au-devant ; l'*iris* adhérent est tiraillé , et les parties qui sont libres sont comme déchiquetées. La *cataracte fausse purulente* est la suite d'un *hypopion ;* il ne s'agit plus dans ce cas d'une *fausse membrane,* mais de flocons ou grumeaux formés par le pus qui n'a pu être résorbé ; l'*iris*, auquel ces grumeaux adhèrent, est le plus souvent immobile. La *cataracte fausse sanguine*, ou *hématique,* résulte d'un *hypohaïma ;* sa formation est de même nature que la précédente ; la partie séreuse du sang a été absorbée, et a fait place à un petit caillot fibrineux, qui se présente sous forme de grappe ou de granulations rougeâtres. Enfin, la *cataracte fausse pigmenteuse* consiste dans des adhérences qui unissent à la *capsule* des portions de la membrane mince qui retient le pigment noir sur la face postérieure de l'*iris*. C'est à Sanson que nous devons le procédé à l'aide duquel la cataracte ne sera jamais méconnue. — On ne lira peut-être pas sans intérêt la note relative à cette découverte, telle que je l'ai remise à l'Institut, il y a trois ans :

« Depuis la publication du mémoire que j'ai eu l'honneur d'adresser à l'Académie des sciences, relativement à une cataracte noire dont j'ai pratiqué l'abaissement, plusieurs de mes confrères sont venus me trouver pour avoir des explications, tant sur ce sujet que sur la manière d'observer et d'utiliser, dans la pratique, les *trois images* de la bougie reflétées dans l'œil. — Tout ce que j'ai appris dans cette occasion m'a prouvé que la découverte de SANSON était loin d'être connue et appréciée, et je n'ai pas cru devoir garder le silence.

« Le professeur SANSON commença à observer en 1836 et signala à sa clinique en 1837 que, lorsqu'au devant de l'œil d'un *amaurotique* dont la *pupille* a été dilatée, on présente une bougie, l'on distingue toujours *trois images* de la flamme, se succédant d'avant en arrière : — la première, l'antérieure, la plus vive, est droite ; — la seconde, ou moyenne, plus pâle, est renversée ; — et la troisième, ou postérieure, la plus pâle des trois, est droite comme la première. Deux élèves de SANSON, MM. BARDINET et PIGNÉ, expliquèrent ce phénomène à l'aide d'expériences sur des verres de montre, tandis que le maître, de son côté, faisait construire en verre les pièces dont se compose l'appareil de la vision et imitait, jusqu'à un certain point, les divers degrés de *cataractes ;* je possède cette boîte, dont plusieurs de mes confrères ont pu étudier le curieux travail. — SANSON et ses élèves arrivèrent aux mêmes résultats ; voici ce qu'ils constatèrent : L'image droite antérieure est produite par la cornée ; — la moyenne, renversée, par le segment postérieur de la capsule cristalline ; — la droite postérieure, par le segment antérieur. — L'opacité de la cornée détruit les trois images ; — l'opacité de la capsule antérieure fait disparaître les deux images postérieures ; — l'opacité de la capsule postérieure empêche la production de l'image renversée. — En d'autres termes, dans la *cataracte capsulaire postérieure,* on ne voit pas la lumière moyenne ou renversée ; — dans la *cataracte capsulaire antérieure,* la lumière antérieure droite est seule visible, — de même pour la *cataracte capsulo-lenticulaire.* Les expériences de M. PASQUET, jointes à celles-ci, confirmèrent cette conclusion, qu'une *cataracte*, même commençante, peut toujours être distinguée de l'*amaurose* et du *glaucome*.

« Comme on le voit, cette découverte des *trois lumières* était destinée à rendre de grands services à l'ophthalmologie ; il semblait que ce moyen de diagnostic dût être de la plus grande utilité, car la pratique étendue du professeur Sanson lui fournit souvent l'occasion de vérifier les résultats de ses premières expérimentations. Comment donc se fait-il qu'aujourd'hui ce moyen soit à peine employé, je dirai presque oublié? Je crois que les difficultés qu'il présente au chirurgien qui n'en a pas l'habitude, rebutent pour l'ordinaire, et que plusieurs tentatives infructueuses ne sont pas suivies de nouveaux essais. Il faut bien qu'il en soit ainsi, puisque j'ai entendu dire à un chef de l'ancienne clinique ophthalmologique de la Pitié, qu'il avait perdu beaucoup de sa confiance dans l'emploi de la bougie, parce que nombre de fois elle l'avait induit en erreur. — Plusieurs praticiens m'ont dit

s'être trouvés dans le même cas. — Ces faits parlent-ils contre la découverte de SANSON? doivent-ils la faire repousser comme un moyen infidèle ?
— Non assurément; ce n'est point le procédé qui a tort, c'est la manière dont on l'emploie., et c'est pourquoi quelques explications sont devenues nécessaires pour compléter le travail de MM. BARDINET et PIGNÉ. Puissent ces explications rendre l'usage des *lumières* facile à quiconque voudra s'en servir avec attention et persévérance ! Une première précaution est indispensable chaque fois que l'expérience doit être tentée : dilater la pupille. (On se rappelle que c'est sur un amaurotique que SANSON fit sa première observation.) Le champ de la pupille est, en effet, d'une étendue très-bornée ; la bougie, présentée à l'*iris*, a pour action de resserrer encore l'espace pupillaire, et il en résulterait qu'on serait forcé de rechercher la marche des bougies dans un cercle de 3 millimètres au plus de diamètre. Le chirurgien le plus exercé à cette expérience peut seul, et avec une

peine infinie, distinguer ce qui a lieu dans un es-
pace aussi rétréci. — J'admets qu'un praticien se
trouve en pareille circonstance, qu'il ne pousse
pas plus loin ses recherches, les deux images
moyenne et postérieure manquant, il se croira
autorisé à conclure que l'œil soumis à son obser-
vation est affecté de cataracte ; il pourrait avoir
tort, et plus tard, il se croira en droit de rejeter
sur l'emploi des lumières l'erreur qui aura été
commise, et qui ne l'aura été que parce que la
pupille n'était pas préalablement dilatée. — Il est
donc essentiel, avant de présenter à l'œil la bougie,
d'obtenir un espace pupillaire le plus large possible.

« Si je m'étends sur cette circonstance, c'est que
j'ai été plusieurs fois à même de m'assurer que
l'examen avait été fait sans dilatation, quoique
SANSON eût indiqué cette nécessité. Chacun connaît
l'action de la belladone sur *l'iris :* par elle, le
champ de la pupille peut doubler, tripler d'éten-
due, et le cercle dans lequel se meuvent alors
les bougies peut acquérir 7 et 8 millimètres de

diamètre. Si l'on veut obtenir une dilatation immé-
diate , on instillera dans l'œil quelques gouttes de
l'atropine du docteur OEHLER, que l'on emploiera
à la dose de 5 centigrammes dans une cuillerée
d'eau ; en quelques minutes la pupille est dilatée.
— Cette application est suivie, il est vrai, de dou-
leur, d'injection de la conjonctive et d'une aug-
mentation notable dans la sécrétion des larmes ;
mais la douleur est très-supportable, l'injection et
l'épiphora sont de très-courte durée. Il faut bien
recommander au malade de tenir les paupières
parfaitement closes; autrement, la liqueur, délayée
par les larmes, coulerait avec elles, et l'effet n'au-
rait pas lieu.

« Voilà quant à la dilatation de la pupille ; un
autre précepte non moins important à noter, c'est
que l'examen de l'œil se fasse dans une obscurité
complète , sans quoi la lumière extérieure produira
sur l'œil des reflets qui tantôt pourront simuler les
images de la bougie, tantôt aussi empêcher de
distinguer ces mêmes images.

« La pupille étant donc élargie convenablement, le malade placé dans une chambre noire, on fait mouvoir la bougie suivant que SANSON l'a indiqué. Outre les causes qui se rattachent à l'état de la pupille et à l'action de la lumière extérieure, il en est d'autres encore qui pourraient faire supposer les trois images en défaut. Il existe deux cas de cataracte commençante dans lesquels cependant il arrive de distinguer la triple lumière; je vais les signaler :

« 1° La *cataracte* est si peu intense, qu'elle consiste uniquement en un léger nuage, à travers lequel les rayons pénètrent, quoique avec peine.

« 2° L'opacité a débuté par la circonférence et n'affecte qu'un point limité de la surface du *cristallin*, le reste demeurant parfaitement intact.

« Le chirurgien qui a reconnu les trois lumières dans ces deux cas, a dû conclure qu'il n'y avait pas de cataracte, et au bout d'un certain temps, l'opacité étant devenue manifeste, il a rejeté sur l'infidélité du procédé de SANSON l'erreur de son diagnostic. Quoique ces deux cas, je l'avoue, soient très-embarrassants, l'observateur peut encore ne pas se tromper. — Si l'altération consiste dans un léger nuage, les lumières que l'on remarque ne ressemblent pas à celles que vous voyez dans un œil sain ou *amaurotique;* l'antérieure seule est brillante et les autres sont tellement pâles, que cette pâleur même est un avertissement, et que, réunie aux autres signes, elle peut déterminer l'opinion du chirurgien. — Si l'appareil du *cristallin* n'est affecté que dans un point limité, si ce point ne se présente pas à la bougie, vous rencontrez toujours trois images, et cependant, d'après votre examen, vous n'avez pu rapporter la diminution de la vue ni à une *amaurose* ni à un *glaucome;* il faut alors imprimer à l'œil des mouvements en tous sens et lui présenter un objet qui suive tous ces mouvements. Quand l'objet se trouvera dans la direction du noyau de *cataracte*, il ne sera pas aperçu par le malade. Placé ainsi sur la voie, le chirurgien fera mouvoir la bougie en cet endroit, qui lui avait échappé d'abord ; il ne verra plus qu'une ou deux lumières, suivant que l'opacité sera antérieure ou postérieure, et il pourra alors conclure hardiment que la maladie est une cataracte. J'appelle sur ces points l'attention des médecins peu versés dans la pratique de la chirurgie oculaire ; c'est pour ne les avoir point assez étudiés que des hommes même très-exercés ont été induits en erreur.

« Je citerai à cette occasion deux observations qui se rattachent justement aux faits que je viens d'énoncer. — Dans le courant de juin 1841, madame la duchesse de M..... vint consulter SANSON ; il était fort souffrant de la longue et cruelle maladie qui nous l'a enlevé, il ne put pas la recevoir et me chargea de l'examiner. Les yeux paraissaient sains, les *iris* étaient assez mobiles, les pupilles dilatées ; je trouvai les deux lumières moyenne et postérieure à peine perceptibles, à chacun de mes essais : je présumai, sans oser toutefois me prononcer, qu'il s'agissait de deux *cataractes* ; mais pour plus de certitude, je conseillai d'étendre de l'extrait de belladone sur la base des orbites, et je remis au jour suivant un second examen, que je fis avec Sanson, à qui j'avais communiqué mon opinion. Après beaucoup de tentatives, nous aperçûmes les deux images postérieures d'une pâleur remarquable, telles que je les avais vues la veille. Sanson diagnostiqua comme moi deux cataractes commençantes : le temps a confirmé notre jugement. Plusieurs chirurgiens avaient affirmé que l'appareil du cristallin était sain. —Il est juste de faire observer que la maladie consistait en un léger trouble nuageux qui avait échappé à des hommes peu habitués à l'usage des lumières, ou qui, peut-être, avaient négligé de les employer. Dans la seconde observation, l'erreur a été commise par un des chirurgiens les plus habitués à voir les maladies de l'œil. C'est la même année, et à peu près à la même époque, que madame B..., femme d'un membre de l'Institut, fut adressée à Sanson : sa vue commençait à diminuer de l'œil gauche ; l'œil droit était sain. Je ne sau-

rais dire précisément quel fut le résultat de l'exa-
men ; nous ne vîmes la malade qu'une seule fois,
nous perdîmes le professeur Sanson avant l'épo-
que à laquelle il l'avait engagée à revenir. Après la
mort de mon maître, madame B... alla trouver
M. le docteur S***, qui lui prescrivit un traite-
ment et écrivit en tête de l'ordonnance son dia-
gnostic : *Amaurose*. Madame B... suivit pendant
plusieurs mois les prescriptions de cet oculiste, et
ne trouva aucun changement dans sa vue. Elle ap-
prit alors que j'étais chargé de continuer les con-
sultations des yeux de Sanson, et vint, au mois
de décembre, me demander de l'examiner de nou-
veau. Comme je me disposais à regarder l'œil
avec une bougie, elle me rappela que devant San-
son j'avais déjà fait cette expérience et que j'avais
cru remarquer *un point où je ne voyais rien*. Ce
fut encore le résultat de mon observation ce jour-
là ; je prescrivis de la belladone, et le lendemain,
le *cristallin* me parut intact dans presque toute
son étendue ; vers l'angle interne, il existait un

commencement d'opacité de la *capsule*, opacité
qui me fut alors parfaitement démontrée par l'ab-
sence des deux lumières profondes d'abord, et que
je pus ensuite distinguer au jour. — Je fis faire des
mouvements en tous sens au globe de l'œil, et
mon doigt, présenté devant le point opaque, res-
tait inaperçu, et devenait visible pour peu que je le
rapprochasse de la partie saine. — En conséquence,
je diagnostiquai une cataracte capsulaire antérieure
commençante ; je dessinai la forme et la situation
du point cataracté, et j'engageai madame B...,
qui est en relation avec plusieurs médecins, à
montrer ce dessin à quelques-uns de mes con-
frères, et à se faire examiner par eux ; mon dia-
gnostic a été confirmé. Depuis, j'ai revu plusieurs
fois madame B..., et quoique les progrès de la
maladie soient très-lents, ils permettent de distin-
guer une affection qui, à son début, m'avait été
signalée par le procédé de SANSON. Les indications
qu'on retire de la découverte de mon maître sont
donc infaillibles, et je ne saurais trop engager mes

confrères à user de cette ressource si utile, quoique difficile parfois à employer ; bien difficile, puisque le praticien dont je viens de parler a pu se tromper malgré son expérience de chaque jour. A quoi bon, ai-je souvent entendu dire, se servir d'un moyen de diagnostic aussi minutieux ? il est si facile de reconnaître une cataracte ! Erreur : cela prouve, ou que vous avez peu vu, ou que vous avez mal vu ; tous les jours on rencontre des cristallins à reflets métalliques annonçant l'opacité : placez en face une bougie, et les *trois lumières* vous apprendront que la transparence est parfaite. Je connais tel ancien ministre aux cristallins à l'aspect argenté, et qui n'a pas plus de cataracte que moi. »

Nous savons déjà que la *cataracte* peut affecter la *capsule*, le *cristallin*, et l'humeur de Morgagni ; — la maladie une fois reconnue, est-il possible de constater quelle partie de l'appareil en est atteinte ? — Certains auteurs se sont crus fondés à établir des divisions infinies basées sur des signes

purement imaginaires ; il me semble qu'il vaut
mieux se borner à n'admettre que les diverses
espèces dont les caractères sont bien tranchés. —
Nous pouvons en médecine nous passer, à la ri-
gueur, de l'imagination, mais la clarté nous est
indispensable.

On reconnaît la cataracte *capsulaire antérieure*
aux signes qui suivent :

L'opacité, d'un blanc de craie ou nacré, se pré-
sente sous forme de stries ou de taches conver-
gentes, elle débute le plus souvent par la circon-
férence ; et affecte particulièrement les jeunes
sujets, bien que des chirurgiens de mérite aient
émis l'opinion contraire. Le malade n'éprouve au-
cun changement dans la vision alors qu'il passe du
soleil à l'obscurité, phénomène qui s'explique par-
faitement. La circonférence capsulaire étant d'a-
bord envahie, la dilatation pupillaire ne saurait
aider la pénétration des rayons lumineux ; son res-
serrement se trouve également sans action, car si
rétrécie que soit la *pupille*, elle laissera toujours

libre le centre de la *capsule*, qui ne participe pas encore à la lésion de la circonférence.

La cataracte *capsulaire postérieure*, dont la couleur et les stries sont semblables à celles de la précédente, en diffère pourtant, en ce que ces stries sont profondes et présentent manifestement une disposition concave. Cette opacité est la plus rare de toutes, et on conçoit qu'elle ne puisse être diagnostiquée quand la *capsule* antérieure a perdu toute sa transparence.

La *cataracte* de MORGAGNI présente dans un œil au repos deux portions de cercle dont l'une, la supérieure, est transparente, et dont l'autre, d'apparence nuageuse, renferme des flocons d'un blanc plus mat. — Si l'œil exécute des mouvements, le liquide n'offre plus aucune transparence, et se trouble dans tout l'espace qu'il occupe. — Cependant il arrive que l'on tente vainement de produire le nuage complet, soit en prescrivant des mouvements oculaires, soit en pressant le globe. — Quoi qu'il en soit, cette espèce de cataracte a une grande tendance à se communiquer au *cristallin* et à sa *capsule*, et à acquérir un volume tel, que la *capsule* est distendue et chassée en avant contre l'*iris* qu'elle refoule.

La *cataracte lenticulaire*, la plus fréquente de toutes, et qui s'observe principalement chez les vieillards, est de couleur jaune ou verdâtre, ordinairement uniforme : — elle débute par le centre, duquel on voit parfois des rayons qui s'étendent vers la circonférence; c'est dans cette *cataracte* que se remarquent surtout les deux cercles que j'ai mentionnés. — Les malades qui en sont atteints distinguent mieux les objets dans un demi-jour qu'à une lumière intense; ce phénomène provient de ce que la *pupille* dilatée dans l'obscurité découvre la circonférence du cristallin, qui est encore intacte, tandis qu'une lumière vive resserre l'espace pupillaire et ne laisse en face de son ouverture que le noyau central *cataracté*.

La *cataracte capsulo-lenticulaire*, ou *mixte*, consiste dans l'opacité de tout l'appareil du *cris-*

tallin ; elle peut affecter le centre de cet appareil, sans gagner les extrémités ; elle est souvent la période la plus avancée des cataractes que nous venons de signaler , mais il lui arrive de débuter à la fois dans toutes les parties. — Elle peut acquérir un volume énorme, de sorte que l'*iris*, refoulé , se trouve presque accolé à la *cornée*. On conçoit que , dans ce cas , l'ombre projetée par l'*iris* n'existe plus.

Ici se terminent les signes que j'ai cru devoir donner pour distinguer entre elles les *cataractes ;* je n'en finirais pas s'il me fallait décrire les divers caractères que certains oculistes ont assignés à une foule de variétés. Les épithètes de *trabéculaires* ou *barrées*, de *pyramidales*, de *branlantes* , de *siliqueuses*, etc., servent à indiquer certaines particularités qui n'ont pas assez de valeur pour nous occuper.

On a attaché aussi une grande importance à la consistance des *cataractes*. Suivant lès auteurs, une *cataracte* est molle alors qu'elle est très-vo-

lumineuse et pousse l'*iris* en avant; les carac-
tères contraires indiqueraient de la dureté. Ces
assertions me paraissent on ne peut plus hypo-
thétiques; il m'est arrivé plusieurs fois d'avoir
affaire à des *cataractes* dures, et tellement volu-
mineuses, que j'avais beaucoup de peine à placer
mon aiguille entre la *capsule* et la *cornée*, sans
courir le risque de blesser la séreuse qui revêt en
arrière cette dernière membrane. Je ne pense pas
davantage que l'on puisse déduire rien de positif de
la marche d'une cataracte, quant à sa consistance.
Cette marche, d'ailleurs, est très-variable. J'ai
dit que l'opacité pouvait survenir brusquement, en
quelques heures, et mettre quelquefois des mois,
des années avant de gêner la vision d'une ma-
nière notable. Pour ce qui est de la *maturité
des cataractes*, il me semble qu'il serait diffi-
cile de se prononcer: suivant DEMOURS, il faut
deux ans environ pour que cette maturité soit
complète. Il me paraît assez convenable de re-
garder comme mûre toute opacité qui ne permet

plus au malade que de distinguer le jour d'avec la nuit.

Les différentes altérations qui viennent compliquer les *cataractes*, existent dans l'œil ou hors de l'œil ; elles présentent plus ou moins de gravité. Les complications les plus fâcheuses sont, sans contredit, l'*amaurose*, le *glaucome* et l'*atrophie* du globe, puisque, dans ces trois cas, l'opération n'offre aucune ressource. Cependant, il ne faut pas se hâter de croire à une *amaurose*, parce que le malade n'aurait aucune sensation de la vision. Ainsi, M. Mackensie établit que cette affection existe, si la pupille est dilatée, immobile, et si la vue est nulle. Ces signes sont loin de décider la question ; ils se rencontrent alors que la *cataracte*, bien que dégagée de complications, est très-volumineuse, et vient s'appuyer contre l'*iris*. Le même auteur considère comme très-défavorable le tremblement de l'*iris* ; néanmoins, cet état se rencontre dans des yeux parfaitement sains ; tout ce que l'on peut dire, c'est qu'il complique la tâche de l'opérateur, dont les manœuvres deviennent plus difficiles à exécuter. Il en est de même des adhérences de la capsule à l'*iris*. — La *dilution* du corps vitré, plus grave que le tremblement de l'*iris*, accompagne parfois la cataracte, et doit rendre le chirurgien réservé dans son pronostic, bien qu'elle ne constitue pas toujours une chance d'insuccès. — Les auteurs ont aussi compté au nombre des complications, toutes les *ophthalmies* chroniques des membranes oculaires et des paupières ; on ne peut nier que ces affections n'exercent un certain degré d'influence sur la vision , mais on peut dire, en thèse générale, qu'elles ne sont pas appelées à décider la question de l'opération. — Peut-être serait-il imprudent de se prononcer de même sur les complications qui existent hors de l'œil, c'est-à-dire l'état général ; on considère habituellement le *rhumatisme*, les *scrofules*, la *syphilis*, comme autant d'obstacles qui nuisent au rétablissement de la vue. — Si l'on veut parler de ces affections, devenues de véritables cachexies, d'accord ; dans le cas contraire, ces appréhensions ne sauraient être justifiées.

La *cataracte* n'a pas toujours pour dernier résultat l'abolition de la vue. Les exemples sont nombreux de malades chez lesquels cette altération, après avoir progressé pendant quelque temps, s'est tout à coup enrayée pour toujours ; mais il ne faut pas oublier que cette heureuse terminaison s'observe chez des personnes dont l'opacité est liée à un état général, et cesse quand celui-ci disparaît.

L'appareil destiné à perfectionner la vision étant devenu opaque, en partie ou en totalité, le traitement consiste à rendre à cet appareil sa transparence primitive, ou, si ce résultat est impossible, à enlever le corps opaque de la place qu'il occupe, à l'aide d'une opération. — L'idée de guérir une cataracte par un traitement médical remonte à l'antiquité la plus reculée. Cette prétention, il faut bien la nommer ainsi, a été soutenue de tout temps par des hommes qui ne la considéraient que comme un marchepied pour arriver à la fortune ; nous avons même vu, de nos jours, un soi-disant oculiste prêter, à cette occasion, le langage le plus insultant pour le corps médical, à un chirurgien qui en fut la gloire par son talent et par sa probité. — Mais, d'un autre côté, des tentatives ont été faites avec conscience par des hommes honorables. Je ne parlerai pas d'une foule d'essais empiriques, parmi lesquels la poudre de cloporte, qu'un oculiste expérimenté a cru voir réussir ; je ne saurais m'occuper que d'une médication rationnelle. Suivant M. MACKENZIE, les différents traitements médicaux à opposer aux cataractes se réduisent à trois : 1° les antiphlogistiques ; 2° les stimulants ; 3° les révulsifs ; — on peut ajouter à ces trois catégories, les narcotiques et les spécifiques.

Avant d'aller plus loin et, du reste, sans rien préjuger sur cette question, je crois utile de mettre sous les yeux du lecteur les conclusions de SANSON, qu'il faut toujours citer quand il s'agit de chirurgie pratique : « En résumé, dit-il, si nous ne regardons pas comme absolument impossibles les guérisons de la *cataracte* par d'autres moyens que l'opération, nous les considérons du moins comme excessivement rares ; nous sommes confirmé dans cette opinion :

« 1° Parce que nous n'avons jamais vu guérir sans opération un seul des malades que nous avons fait soumettre au traitement des hommes qui exploitent cette spécialité ;

« 2° Parce que, l'ayant nous-même essayé, nous n'avons obtenu aucun résultat ;

« 3° Parce que nous ne connaissons aucune observation authentique de guérison pareille ;

« 4° Parce qu'on a souvent pris pour des cataractes des maladies qui n'en étaient pas ;

« 5° Enfin, parce que nous avons eu fréquemment à opérer des malades qui avaient été donnés pour guéris. »

J'ai admis, au début de cet article, que les *cataractes* se développent par défaut de nutrition et par inflammation. Je crois que cette division tend à expliquer les guérisons que quelques chirurgiens affirment avoir obtenues sans opération. Il m'est impossible de concevoir qu'une médication, de quelque nature qu'elle soit, puisse exercer une influence favorable sur des *cataractes* développées lentement chez des vieillards, et sans autre cause appréciable que l'âge ; mais je conçois bien qu'un traitement médical énergique rétablisse la vue, alors qu'elle est altérée par une inflammation *iritique* ou *capsulaire*, que cette inflammation soit spécifique ou non. Rien ne répugne, en effet, à admettre que dans une diathèse syphilitique, où l'*appareil* du *cristallin* participe à l'état général, cet état général s'améliorant, il en soit de même de la vision. Nous avons vu aussi que l'opacité de la *capsule*, alors que cette membrane est enflammée, disparaît sous l'action des antiphlogistiques, des révulsifs et des mercuriaux. — Je compte bon nombre de cataractes de cette nature guéries sans opération. Il me semble que le traitement médi-

cal doit se borner à ces exceptions ; hors des cas
de ce genre, toute tentative serait inutile, et d'ail-
leurs il est de ces méthodes révulsives dont l'em-
ploi se prolonge tellement et occasionne de si
violentes douleurs, qu'il y aurait avantage à préfé-
rer l'opération. C'est du moins ce qui résulte, pour
moi, de l'examen de la cautérisation sincipitale
préconisée par notre honorable confrère M. le
docteur GONDRET ; la question de temps et de dou-
leur est assurément en faveur de l'opération.

Lorsqu'il est bien reconnu que l'art du chirur-
gien peut seul rendre la vue au malade, à quel
procédé opératoire convient-il d'accorder la pré-
férence ? — Cette question, qui semblerait inté-
resser exclusivement les opérateurs, mérite cepen-
dant d'être examinée au point de vue des gens du
monde. Chacun sait aujourd'hui qu'il existe trois
méthodes principales d'opérer la *cataracte :* le
broiement, l'*abaissement* et l'*extraction.* — Il
arrive souvent que les malades me demandent à
l'avance quel procédé j'ai l'intention d'employer. Ils

ont tous trois une valeur relative ; c'est une vérité dont il faut bien se pénétrer, au lieu de dire : Je me confierai aux mains de tel ou tel, parce qu'il emploie telle ou telle méthode. Le charlatan ne manque pas d'exploiter, à ce sujet, la crédulité du public, en exaltant la supériorité *de sa méthode* aux dépens des autres ; mais l'oculiste consciencieux doit être également apte à l'*extraction*, au *broiement* ou à l'*abaissement ;* la nature seule de la cataracte est appelée à fixer le choix du procédé opératoire.

Un dernier mot pour terminer mes observations sur la *cataracte*.—Les chirurgiens ont écrit tant de fois que le printemps est la saison la plus favorable aux opérations de cataracte, et les malades ont répété si souvent ce vieux précepte routinier, que c'est à peine si l'on ose conseiller une opération dans une autre saison, craignant de s'exposer à faire rejeter un insuccès sur l'époque mal choisie de l'année. J'avoue que je ne comprends pas comment il se fait qu'aucun oculiste ne se soit pas encore levé pour protester contre une habitude si contraire au simple bon sens. Qui ne sait, en effet, que le printemps est l'époque d'une foule de maladies inflammatoires, dues à cette espèce de fermentation qui se manifeste tout aussi bien dans le règne animal que dans le règne végétal? Aussi, retournant le précepte, je dirais presque : Ne vous faites jamais opérer au printemps, si je n'avais acquis l'expérience que les opérations de cataracte réussissent en toute saison.— Cette remarque n'est pas indifférente, car il est cruel de condamner un aveugle à demeurer dans l'obscurité pendant six mois, quand il ne tient qu'au chirurgien de lui rendre à l'instant un sens, objet de tous ses vœux.

CHAPITRE X.

Conseils hygiéniques concernant toutes les classes de la société, et en particulier les gens de lettres, les hommes d'E- tat, et toutes les personnes livrées aux travaux de cabinet.

§ Ier.

Sans admettre que la bonne vue soit le partage exclusif de la canaille, — ainsi que l'a affirmé un de mes confrères, — il est impossible de nier que l'organe de la vision ne soit d'une délicatesse et d'une susceptibilité extrêmes chez un grand nombre de personnes qui se livrent aux travaux de l'intelligence. Dans un chapitre précédent, j'ai signalé les inconvénients, les accidents graves, irremédiables parfois, qu'entraînent à leur suite les passions

désordonnées de toute sorte ; j'ai parlé en parti-
culier des bals, des spectacles, des estaminets, etc.
— Indiquer le mal, c'était aussi indiquer le re-
mède ; je ne reviendrai donc pas sur ce sujet, et
les pages que l'on va lire, bien qu'offrant çà et là
des réflexions concernant surtout les hommes dont
les yeux se trouvent compromis par des excès de
travail intellectuel, sont écrites néanmoins en vue
d'être utiles à toutes les classes de la société, et
renferment des préceptes dont chacun pourra faire
son profit.

Tous les jours j'entends dire : — Le temps était
mauvais hier, je ne me suis pas hasardé à sortir,
eu égard à la délicatesse [de ma poitrine; ou
bien : — Je suis obligé de me priver de tel ali-
ment, mon estomac se refuse à le digérer. — Mais
rarement on vous dira : — J'ai manqué tel bal,
telle soirée ; j'ai abandonné telle lecture ; j'ai remis
à plus tard la composition de tel mémoire, parce
que ma vue est faible et supporte péniblement la
lumière. — Et pourtant, de même qu'après une

longue promenade nous éprouvons le besoin de prendre du repos, si vigoureux d'ailleurs que nous soyons; de même aussi la meilleure vue ne saurait s'exercer sans relâche, à plus forte raison si déjà elle est délicate.

Loin de moi la pensée de tracer le tableau de toutes les maladies auxquelles expose le peu de soin dont on entoure le sens le plus précieux; cette peinture nous entraînerait à des détails, sinon sans intérêt, du moins sans utilité pour le lecteur; cependant, je ne saurais me dispenser de mentionner certains accidents, très-communs de nos jours, très-graves dans leurs résultats, et dont il serait facile de se préserver.

En premier lieu se présente la sensation des *mouches volantes*.

§ II.

Il est un phénomène que j'ai observé souvent chez les littérateurs et chez les personnes qui appartiennent à l'administration, à la magistrature et à nos diverses écoles, etc. ; il est désigné généralement sous le nom de *mouches volantes*. — Il ne faut pas se le dissimuler, cette infirmité si ennuyeuse, si gênante, si sérieuse même, résulte du travail et de l'application ; on la rencontre aussi parfois chez les bijoutiers, les graveurs, les émailleurs, etc., forcés de se livrer le soir à des travaux minutieux, et à la lueur de mauvaises lumières artificielles.

Les *mouches volantes* ou *imaginations* de MAÎTRE-JAN, peuvent débuter instantanément ; mais la plupart du temps elles sont précédées de symptômes qu'il est bon de faire connaître. C'est presque toujours : — une grande céphalalgie accompagnée d'un état général d'engourdissement, — de vertiges, — de somnolence ; — l'œil devient douloureux, — la sensibilité de la *rétine* est exagérée, et peu à peu survient la sensation de points lumineux ; — taches, — mouches, — traînées brillantes, — lignes ; — bandes, — paquets de cheveux, — araignées, — réseaux de couleur variable, blanche ou noire, violette ou verte.

Ces différentes formes suivent tous les mouvements de l'œil, restent toujours dans le même rapport avec l'axe visuel, et cessent de se mouvoir dès que l'œil reste immobile. Là ne s'arrête point le mal, il marche toujours en envahissant ; les taches dont nous parlons se multiplient, s'étendent et peuvent se terminer par l'aveuglement total, c'est-à-dire par une *amaurose* ou *goutte sereine*, maladie que l'on a appelée le tourment des médecins et l'opprobre de l'art. « C'est rechercher la pierre philosophale, dit Maître-Jan, que de vouloir trouver des remèdes pour guérir la *goutte sereine;* cette maladie est absolument incurable. » — Les travaux des chirurgiens modernes ont heureusement réussi à donner plus d'une fois un démenti aux anciens ; néanmoins la perspective de l'*amaurose* est tellement affreuse et désolante, que j'ai cru devoir, dans un chapitre consacré surtout à l'hygiène des hommes de cabinet, suspendre cette menace sur leur tête, comme une autre épée de Damoclès. — Hélas ! malgré les efforts de la science, ils ne sont encore que trop nombreux, les gens de lettres condamnés vivants à la nuit éternelle !

Disons aussi, pour être vrai et pour ne pas rendre le tableau plus sombre, que les *mouches volantes* ne sont pas toujours le prodrome d'une cécité prochaine. — Souvent, le plus souvent peut-être, il est aisé de les combattre et de les détruire entièrement. Ces *corpuscules* ou *filaments* se distinguent d'autres taches dites *amaurotiques*, en ce qu'au lieu d'être fixes, ils sont mobiles, intermittents, et qu'ils voltigent constamment. Le malade ne les aperçoit pas sans cesse ; il est même obligé d'appliquer les yeux longtemps sur un fond clair ; ils apparaissent alors, oscillent pendant quelque temps, et semblent retomber par leur propre poids. Ce qui paraîtrait singulier, c'est que ces *corps voltigeants* se détachent souvent en clair sur le fond clair lui-même, où le malade les observe. — Un employé du ministère des finances, qui avait parfaitement étudié son affection, et que j'ai traité il y a quelques années, les comparait à des stries d'une eau gommeuse sur un verre transparent. Ce phénomène est parfaitement décrit par Darwin, sous le nom de *spectres oculaires*.

J'ai eu l'honneur d'être consulté par deux savants, qui tous deux avaient été ministres de l'instruction publique, et qui tous deux aussi étaient affectés de *corps voltigeants*. J'ai remarqué, chez ces deux personnages, que la sensation des *mouches* coïncidait avec la présence de *granulations* sur la *conjonctive* des paupières inférieures. Cet état *granuleux* mérite d'être cité dans une hygiène oculaire, car rien n'est plus commun que de la rencontrer chez les personnes qui vivent de la vie intellectuelle, et qui sacrifient leurs yeux aux travaux de l'esprit.

En général, voici comment les choses ont lieu : on passe chaque jour de longues heures livré à la lecture, à l'écriture, à la méditation ; —

le cerveau et les yeux sont alors dans une tension perpétuelle. Cet exercice ne saurait se renouveler fréquemment sans laisser des traces. A la suite du travail, qui *le plus souvent a lieu le soir,*—les paupières se fatiguent, — le *bord ciliaire* devient légèrement rougeâtre, — la tête est embarrassée; — on s'aperçoit après un certain temps que les yeux ne fonctionnent plus aussi bien que d'habitude; — abaissez alors les paupières, vous les trouverez épaissies, injectées;—de nombreux vaisseaux variqueux rampent à la surface de la conjonctive, — résultat infaillible d'une excitation longtemps prolongée et sans cesse renouvelée, qui appelle dans l'organe oculaire un afflux de sang anormal.

Que si vous ne tenez aucun compte de cet avertissement, et que vous ne fassiez pas de la vue un usage plus modéré, les symptômes iront croissant, le travail deviendra plus pénible, la fatigue se fera sentir beaucoup plus tôt. — A la pesanteur des paupières succédera une gêne, un embarras, qui bientôt dégénérera en cuisson, — en sensation *de grains de sable* entre les paupières et le globe de l'œil ; — les yeux, larmoyants d'abord, laisseront ensuite échapper un liquide jaunâtre qui colle les paupières durant la nuit, et qui n'est autre qu'une sécrétion morbide mélangée aux larmes.

Dans cet état, on rencontre toujours la face interne des paupières inférieures, recouverte, surtout à l'angle externe, de *points granuleux* assez semblables aux petits lobules d'une framboise. On conçoit parfaitement que ces granulations, faisant saillie sur la conjonctive , et frottant sur le globe oculaire, produisent la sensation de gravier ; — on conçoit également que la pression exercée sur l'œil par ces différentes saillies, puisse donner naissance au phénomène des *mouches volantes.*

Cette hypothèse, que j'ai déjà exposée dans mon Mémoire sur l'Amaurose (1), me semble d'autant plus admissible, que les corpuscules volti-

______

(1) Mémoire sur les divers états pathologiques connus sous le nom d'*amaurose*, par le docteur Magne.

geants cessent d'être perçus par le malade quand il a fixé quelque temps ses yeux sur un fond clair, et qu'il est obligé de fermer les paupières pour que le phénomène se produise de nouveau. Enfin, un fait qui paraîtrait confirmer cette théorie, c'est que j'ai souvent fait disparaître les *corps voltigeants* en détruisant les *granulations*.

J'ai cité l'*amaurose* et la *conjonctivite granuleuse* comme les deux formes principales d'ophthalmie auxquelles sont sujets les hommes de cabinet ; elles sont loin d'être les seules. Il en est une, entre autres, que je ne passerai point sous silence, c'est l'*amblyopie*.

§ III.

Cette affection est considérée, par quelques oculistes, comme une *amaurose commençante*, ce qui explique les observations nombreuses d'amauroses guéries avec une extrême facilité. De ce que la *goutte sereine* débute par un affaiblissement graduel de la faculté optique, doit-on en conclure que cet affaiblissement ne puisse se montrer isolé et indépendamment d'elle ? Pour ma part, j'ai eu souvent occasion de remarquer qu'il existe une obscurité de la vision sans rapport avec la *goutte sereine*, et cédant promptement à un traitement bien dirigé.

L'amblyopie consiste dans une certaine paresse de la vue, occasionnée par une atonie momentanée de la *rétine*. Les malades atteints d'*amblyopie* éprouvent de la difficulté à distinguer certains objets que dans un temps plus ou moins éloigné ils reconnaissaient facilement. Comme il est très-rare qu'on n'ait pas été atteint de quelque maladie, ou même d'une indisposition légère, on ne manque pas d'attribuer à cette indisposition ou à cette maladie, l'imperfection de la vue, ne s'en tourmentant que peu ou pas, ne consultant point d'oculiste, et vivant avec cette infirmité qui gêne cependant jusqu'à un certain point les occupations habituelles.

D'autres se plaignent que leur vue est devenue

paresseuse, qu'elle se fatigue promptement, et qu'ils sont forcés d'en suspendre l'exercice, parce qu'elle ne s'opère plus qu'à travers un brouillard. L'oculiste, qui procède à un examen attentif de l'appareil oculaire, trouve dans ces cas les *milieux* et les *membranes* de l'œil parfaitement intacts, si ce n'est que la *conjonctive* est injectée. — Quant à la pupille, elle se resserre et se dilate convenablement. En interrogeant les malades, on apprend presque toujours que la vue s'est fatiguée par l'exercice prolongé de travaux de lecture, d'écriture, de peinture, de gravure, etc., à la lumière artificielle. L'*amblyopie* se rencontre assez ordinairement chez les vieillards, et l'on peut dire avec raison que les yeux sont atteints d'une vieillesse anticipée, toutes les fois qu'ils présenteront les symptômes que nous venons de mentionner.

Si j'ai réussi à faire comprendre au lecteur cette vérité incontestable, que les yeux sont des organes excessivement délicats, — qu'ils sont susceptibles de s'altérer facilement, — qu'ils exigent les plus grands ménagements, les conseils que nous allons donner seront mis à profit avec d'autant plus de soin, que par négligence et incurie on s'expose à des regrets éternels.

Les soins hygiéniques de la vue peuvent se rapporter à trois points principaux, relativement à l'AIR, au RÉGIME ALIMENTAIRE et à la VEILLE. Nous allons exposer successivement les règles qui doivent nous diriger dans chacune de ces divisions.

§ IV.

*De l'*AIR *considéré dans ses rapports avec l'hygiène de la vue.*

L'air qui nous environne de toutes parts joue un très-grand rôle dans les inflammations oculaires ; mais aussi, suivant les modifications qu'on sait lui imprimer, il constitue l'un des meilleurs moyens hygiéniques propres à combattre ou à prévenir ces inflammations. Son action sur la périphérie du corps le fait ranger parmi les causes externes des *ophthalmies,* auxquelles prédisposent en effet certaines époques de l'année, marquées par une constitution froide et de grands vents. C'est le moment des *ophthalmies catarrhales,* et cette influence de l'air sur les membranes muqueuses est tellement manifeste, qu'on l'a observée de toute antiquité : « Les années pluvieuses donnent naissance à des ophthalmies, » a dit le Père de la médecine. — Une disposition froide et humide de l'atmosphère engendre ce caractère épidémique reconnu par les oculistes dans les maladies de la *conjonctive,* et en particulier par DEMOURS, dans les mois de janvier et février 1806.

Quelques praticiens n'ont pas craint d'affirmer que l'air et la diète guérissaient les trois quarts des *ophthalmies.* Si cette assertion était vraie, l'air ne ferait que réparer le mal dont il aurait été lui-même la cause. Il est certain d'ailleurs, et nous en avons tous fait l'expérience, que lorsque l'air est sec et la température douce, les yeux éprouvent un bien-être tout particulier. Il n'en est pas de même par les temps froids ou humides : — la sécrétion des larmes augmente, — les paupières se tuméfient, et la *conjonctive* ne tarde pas à s'enflammer. N'oublions donc pas, — et ce précepte est essentiel, — que le froid humide constitue un ennemi redoutable contre lequel nous ne saurions jamais trop nous tenir en garde.

La transition brusque d'un air chaud et sec à une température froide et humide, produit des résultats singulièrement funestes : — avis aux personnes qui contractent la fâcheuse habitude de conserver leurs fenêtres ouvertes durant les nuits d'été; c'est s'exposer à payer de sa vue la trompeuse douceur d'une fraîcheur momentanée. Les *ophthalmies purulentes* qui sévissent si cruellement sur les habitants de l'ÉGYPTE, comptent parmi leurs causes déterminantes, le passage subit d'une journée brûlante au froid glacial des nuits ; aussi le nombre des borgnes et des aveugles est-il considérable sur la terre d'ÉGYPTE. Je suis persuadé qu'une hygiène bien entendue rendrait d'immenses services aux Égyptiens. Espérons qu'avec le temps et les ordres éclairés de l'illustre chef qui a régénéré l'Égypte, l'*ophthalmie purulente* cessera de régner endémiquement sur cette contrée.

Les expressions de *coup d'air* et de *vent coulis* sont depuis longtemps populaires : on ne saurait croire la quantité d'*ophthalmies* qui résulte du passage de l'air à travers une porte ou une fenêtre entr'ouvertes, et je dois le dire, à la honte de la civilisation, loin d'essayer d'écarter ces causes de maladies, la cupidité ne songe qu'à les accroître.

Il y a quelques années, quand les merveilles de la vapeur n'avaient pas encore été exploitées par les industriels, tout voyageur, —si modique que fût sa bourse, — était sûr de trouver, dans les *diligences*, une place sinon confortable, du moins commode, et qui le mettait à l'abri des injures de l'air. Aujourd'hui, les trafiquants en ont décidé autrement ; grâce à la rapacité des compagnies de chemin de fer, le misérable qui ne peut atteindre à la somme fixée pour les voitures de seconde classe, se trouve renfermé dans un *tombereau,* où l'on ne craint pas de l'exposer aux ardeurs du soleil, au froid, à la pluie, à la neige, aux vents et aux poussières, dont l'action malfaisante est multipliée par la rapidité de la course. A l'époque de l'inauguration du chemin de fer du Nord., les journaux prodiguèrent à l'envi leurs éloges aux industriels qui avaient daigné fermer les wagons du pauvre. Sommes-nous donc si tombés, que l'acte le plus simple d'humanité excite de pareils transports !... Malheureusement, ces félicitations étaient intempestives : les wagons sont bien réellement couverts, mais rien ne ferme les ouvertures pratiquées pour livrer passage à l'air et à la lumière ; rien , car un mauvais chiffon de toile grise ne saurait protéger contre les intempéries. Ce perfectionnement n'est autre chose qu'un progrès à reculons : dans les *tombereaux,* du moins, on est exposé à l'air libre ; dans les cages perfectionnées, c'est un courant d'air perpétuel : — vents, poussières, neige, pluie, soleil brûlant, rien n'y manque, et tout cela pour économiser quelques morceaux de vitre. — La santé du pauvre vaut-elle la peine qu'on se prive de quelques pièces d'or !

Puisque nous avons abordé la question des chemins de fer, j'en profiterai pour recommander au lecteur de se placer toujours de manière à tourner le dos à la machine, ou, dans le cas contraire, de se munir de *conserves colorées*, dans le but d'empêcher l'air de frapper trop vivement sur les yeux, et de protéger ces organes contre les paillettes de houille lancées par la machine, et qui viennent s'incruster soit sous les paupières, soit sur la cornée elle-même. Il ne se passe pas de mois que je ne sois appelé pour enlever ces corpuscules étrangers, qui occasionnent des douleurs excessives et peuvent déterminer des accidents sérieux.

Les personnes dont la vue est tendre, et dont les paupières sont dépourvues de cils, ne s'exposeront jamais à sortir sans *conserves*, par un soleil ardent, ou par un temps de neige, ou enfin quand il s'agira de se garantir de la poussière ou du vent.

La pureté de l'air, l'absence de la fumée et de toute vapeur irritante, constituent autant de conditions hygiéniques qu'il est à peine nécessaire de mentionner. On aura soin aussi de renouveler l'air d'un appartement le plus souvent possible, en évitant, toutefois, de tenir les fenêtres trop longtemps ouvertes durant les journées pluvieuses ; de s'abstenir de faire des stations prolongées dans les réunions nombreuses, qui manquent d'air ou qui ne contiennent qu'un air vicié, enfin on se gardera bien d'habiter une maison récemment bâtie ; — précepte si parfaitement compris du vulgaire, quand il parle dans son langage trivial des inconvénients d'*essuyer les murs*.

La température de nos appartements ne doit guère dépasser 16 à 18 degrés centigrades. Cette règle est essentielle non-seulement quand les yeux sont parfaitement sains, mais surtout dans le cas d'*ophthalmie* ; alors l'air chaud d'une chambre à feu peut devenir nuisible. L'habitude, qui existe encore, de confiner le malade dans l'appartement pendant la durée des *ophthalmies,* est loin d'être utile et avantageuse : la tristesse et l'isolement détruisent le bon effet que l'on croit retirer de cette précaution. DEMOURS s'était tellement convaincu de ce résultat, dans sa longue pratique, que si une trop grande *photophobie* s'opposait à la sortie du malade, il prescrivait une promenade à la chute du jour, — méthode vicieuse, à mon avis, puisqu'elle choisit le moment le moins salutaire de la journée, et que je me garderais bien d'employer. — On est bien plus certain d'atteindre le but en conseillant au malade le grand air pendant le jour, avec la seule précaution de lui faire porter des *conserves* d'une couleur très-sombre, ainsi que je le prescris à mes opérés de *cataracte.*

§ V.

Du RÉGIME ALIMENTAIRE *considéré dans ses rapports avec l'hygiène de la vue.*

On est loin de se figurer, dans le monde, l'influence que le régime alimentaire exerce sur la vie

en général, et sur l'appareil oculaire en particulier,
— ou si l'on y songe, la négligence est si grande,
qu'on ne croirait pas en vérité qu'il s'agit non-seu-
lement de l'existence physique, mais encore du
bonheur ici-bas. — Pour un grand nombre d'in-
dividus, manger est un plaisir auquel ils se livrent
pour satisfaire leur seule sensualité, s'embarrassant
fort peu du choix des mets, pourvu que ceux-ci
flattent agréablement leurs palais émoussés. D'au-
tres, considérant le manger comme une néces-
sité à laquelle ils sont soumis, ne tiennent aucun
compte de l'heure des repas, qu'ils font sans règle ni
mesure : et cependant, de l'hygiène alimentaire dé-
pendent en grande partie la santé et le moral de
l'homme.

Il m'a semblé que si l'on connaissait mieux les
phénomènes relatifs à la nutrition, il en résulterait
nécessairement un grand désir de favoriser l'action
normale de cette fonction ; c'est pourquoi j'ai jugé
utile d'en donner, en deux mots, une idée au
lecteur.

Pas une minute de notre existence ne s'écoule sans que nous perdions quelque partie des matériaux nécessaires à notre développement et à l'accomplissement de nos fonctions ; — une réparation est donc indispensable pour que nos organes soient toujours aptes aux offices qu'ils doivent remplir. — Les aliments, qui servent à compenser les pertes, entrent donc dans la composition, dans la propre chair de l'individu ; les substances nutritives qui tout à l'heure appartenaient à tel ou tel végétal, à tel ou tel animal, dans un instant seront assimilées, c'est-à-dire qu'elles feront partie de la substance même de l'organisme. — Peu importe, après tout, qu'un mets flatte plus ou moins l'odorat et le goût ; l'essentiel est de savoir quelle sera son action dans la composition du *chyle* résultant du travail de la digestion, puisque ce *chyle* se mêlera à notre sang, traversera notre corps par mille canaux différents, et y portera la vitalité que nous sommes maîtres d'y introduire nous-mêmes par le choix que nous aurons fait.

Pourquoi le riche qui nage dans l'abondance est-il exposé à voir un jour tous ses membres déformés, contournés par la *goutte?* C'est que la somptuosité de sa table le convie sans cesse à de nouveaux excès; — sa nourriture se compose la plupart du temps de viandes chargées de principes nutritifs que rendent plus excitants encore les épices artistement distribuées. — Les vins généreux dont il fait un usage immodéré ne contribuent pas peu à accroître cette excessive vitalité dont son visage surabonde. — Et de quelle façon dépense-t-il une pareille exubérance de santé? — Une voiture, docile à son moindre caprice, le conduit partout où il lui plaît de se porter; — le travail ne prélève guère qu'une toute petite part sur la richesse de son économie; — aucun exercice sérieux ni de corps ni d'esprit : aussi s'endormira-t-il chaque soir, ou plutôt chaque *matin,* fatigué, accablé, les paupières alourdies et la tête appesantie par cette surabondance de propriétés vitales. Mais la dernière moitié de sa vie lui fera expier les trompeuses délices de la première : — ces membres qu'il dédaignait lui refuseront le service ; — ce travail qu'il considérait comme un fardeau, il voudrait s'y livrer au prix de sa fortune ; — cette intelligence qu'il négligeait finira par l'abandonner complétement ; — un voile s'étendra sur ses yeux ; — le sang, devenu trop épais pour pouvoir circuler, comprimera et paralysera son cerveau ; — il ne s'acheminera donc vers la mort qu'accablé de regrets, de douleur et d'infirmités ; et, comme si la punition n'était pas assez complète, il transmettra le germe de son mal à ses descendants jusqu'à la troisième et à la quatrième génération, pour me servir des paroles de l'Écriture. Les riches, que l'on appelle à tort *les heureux de ce monde*, ont donc d'autant plus besoin d'une vie réglée, que leurs tentations sont plus souvent répétées, que leurs fantaisies sont plus faciles à satisfaire.

On a dit qu'en tout temps la ville se réglait sur la cour, et la cour sur le roi, — *regis ad exemplar;* — malheureusement on n'imite guère les rois dans ce qu'ils ont de bon, sans quoi les réflexions que

j'écris à cette heure seraient superflues. Nul mo--
narque n'a jamais mieux pratiqué l'hygiène que celui
qui règne actuellement sur la France ; aussi con-
serve-t-il dans un âge avancé toute la verdeur et
toute la sève de sa première jeunesse : *Mens sana
in corpore sano.* — Un tel exemple ne prouve-t-il
pas l'immense influence que peuvent avoir les
règles hygiéniques, puisque nous sommes témoins
aujourd'hui qu'à un moment donné, elles comptent
dans les destinées d'un empire?

Si l'abus des aliments engendre de funestes
résultats, l'excès opposé n'est pas moins nui-
sible. — Or doit se nourrir en raison des pertes
que l'on éprouve ; — rien de plus fâcheux que
cette ardeur du travail qui porte à négliger l'instant
des repas, habitude commune à la plupart des gens
de lettres ; — l'intelligence dépense beaucoup,
aussi ne doit-elle pas faire oublier au corps qu'il a
besoin de se réparer. — Le conseil s'adresse égale-
ment à la classe pauvre. On voit de malheureux
ouvriers vivre pendant toute une semaine de pri-

vations, et gaspiller en un jour le fruit de leur travail; aussi leurs forces ne tardent-elles pas à s'épuiser; tandis qu'avec de l'ordre et une économie sagement entendue, ils pourraient se procurer chaque jour une nourriture substantielle et capable d'entretenir la vigueur dont ils ont besoin. D'autres, plus réservés, mais moins heureux, ne trouvent pas dans leur salaire les moyens de se procurer le plus strict nécessaire; ceux-là sont dignes de toute notre sympathie; ils se rencontrent surtout dans les fabriques, qui trafiquent de la vie des enfants tout aussi bien que de la vie des hommes, honteuse spéculation qu'on ne saurait trop flétrir!

Nous avons dit que certaines professions prédisposent à la cataracte : ainsi les cuisiniers, les cultivateurs, les verriers, les forgerons, etc. Il est certain que les chances fâcheuses diminueront d'autant plus que le régime alimentaire sera moins excitant; quand la nature du travail a pour effet de congestionner la tête et les yeux, il faut bien se garder de surajouter à cette excitation par des excès alcooliques.

Puisque, par la nutrition, l'homme introduit dans l'économie des substances destinées à faire partie de l'organisme, à devenir la chair de sa chair, chacun comprendra tout le soin qu'il est nécessaire d'apporter tant à la qualité qu'à la quantité des aliments et des boissons. — Les heures des repas méritent en outre d'être prises en considération.

Quant au choix des aliments : un régime mi-partie végétal et animal convient au plus grand nombre. — Les épices, que l'art culinaire sait employer parfois avec un tact exquis, procurent une jouissance passagère qui ne saurait balancer leurs déplorables effets. — La viande grillée est à coup sûr préférable à tous les ragoûts du monde, si bien préparés qu'ils soient d'ailleurs et si tentant qu'en soit le fumet. — Les légumes et les fruits cuits sont de facile digestion, surtout les légumes aqueux. — Les poissons varient avantageusement

l'alimentation, à la condition toutefois d'être parfaitement frais et exempts de tout commencement
de fermentation putride ; — je ne saurais en dire
autant des œufs de ces animaux : ils sont toujours
indigestes, surtout ceux de la carpe, du brochet,
du barbeau, etc.

Comme boisson, rien de plus salutaire que l'eau
rougie, rien de plus nuisible que le vin pur et à
plus forte raison les liqueurs alcooliques ; tout le
monde en convient, c'est une vérité qui n'a pas
besoin d'être démontrée et dont nous sommes loin
cependant de faire notre profit. — Je dois néanmoins avouer qu'il serait difficile, à notre époque,
de rencontrer dans les classes intelligentes de la
société quelques-uns de ces buveurs dont Montaigne a dit : « Leur fin, c'est l'avaller plus que
le goûter ; leur volonté est plantureuse et en
main. » L'état abject dont Lucrèce trace si énergiquement le tableau au livre IIIe, *De natura
rerum*, n'appartient plus qu'aux buveurs de bas
étage :

Consequitur gravitas membrorum. Præpediuntur
Crura vacillanti, tardescit lingua, madet mens.
Nant oculi, clamor, singultus jurgia gliscunt, etc.

Mais combien de personnes partagent l'opinion
d'Horace, qu'un peu de vin dans la tête est une
chose charmante. — Par le vin, les pensées
secrètes se dévoilent, l'espérance fait place à la
réalité, le lâche devient brave, les soucis dispa-
raissent, la science naît sans étude :

. . . . Operta recludit,
Spes jubet esse ratas, ad prælia trudit inertem,
Sollicitis animis onus eximit, addocet artes.

Le lecteur trouvera sans doute que je suis pro-
digue de citations ; mais ce n'est point sans raison
que je fais intervenir Horace en cette circonstance :
pour qu'un changement semblable à celui qu'il
indique survienne dans le moral d'un individu, il
faut nécessairement que l'organisme lui-même soit
modifié ; la surexcitation momentanée qui se mani-
feste, si légère, si minime qu'elle paraisse, ne se

renouvelle pas souvent sans troubler l'harmonie des fonctions ; il n'est point nécessaire de s'enivrer pour que le vin détermine un afflux de sang à la tête ; examinez-vous bien à la fin d'un repas où vous aurez cru être très-modéré dans l'usage de cette liqueur. Votre visage est coloré, vos yeux sont brillants, vous vous sentez plus gai, plus alerte, le sang circule avec plus de rapidité ; mais la nuit sera mauvaise, agitée, la digestion ne s'opérera pas sans peine, et au reveil, un regard abattu, des paupières rougies, un léger embarras de la tête, une fatigue manifeste des membres, une certaine paresse du cerveau, vous avertiront que l'équilibre normal a été quelque peu dérangé.

J'insiste sur ce sujet, qui me paraît des plus importants ; — le trouble se présente si léger, qu'à peine il attire l'attention ; mais ainsi que l'eau qui s'épanche goutte à goutte finit par creuser la pierre, ainsi des stimulations peu exagérées, mais fréquentes, réitèrent l'appel du sang au cerveau, congestionnent la région oculaire et déterminent des ophthalmies d'autant plus tenaces qu'elles seront nées plus lentement.

Que les aliments et les boissons soient donc de bonne qualité, et que la sobriété préside toujours à nos repas ; mieux vaut quitter la table avec un reste d'appétit, que s'exposer à une digestion laborieuse, pour n'avoir pas su résister à des désirs immodérés. On remarquera, sans doute, que je me suis abstenu de discourir sur l'ivrognerie ; en vérité, j'aurais cru blesser le lecteur en lui exposant les résultats de ce vice ignoble et grossier ; pour ceux qui s'y adonnent, l'hygiène n'a point de préceptes, car ils seraient incapables de comprendre.

L'heure des repas doit être réglée et invariable ; l'estomac s'accommode beaucoup mieux de ce régime ; il souffre et toute l'économie se ressent de sa souffrance quand on dépasse le moment fixé. Dans certaines contrées du Midi, les habitants ont conservé l'usage de dîner au milieu du jour et de souper le soir. Une semblable habitude ne convient pas à la santé ; la digestion du repas princi-

pal se trouve ainsi avoir lieu durant les heures con-
sacrées aux affaires, et la tête et l'estomac ne sont
pas organisés pour fonctionner simultanément.
Quant au dernier repas, le souper, il se rapproche
trop du sommeil, et ne permet pas le travail du
soir. Les habitudes du Nord me paraissent préfé-
rables. — Un premier repas léger, le matin, ne
gêne nullement les occupations de la journée, —
le dîner à six heures laisse assez de temps pour faci-
liter par l'exercice le travail de la digestion, et ne
s'oppose pas à ce que l'intelligence puisse veiller
en attendant l'instant du repos.

L'ouvrier prélude d'ordinaire à ses travaux en
s'ingurgitant quelques verres de liqueurs alcoo-
liques ; manie déplorable ! poison à petites doses !
— Les gens du monde n'ont pas un semblable re-
proche à se faire ; mais au milieu des salons qui les
réunissent, ils ne manquent pas de trouver un équi-
valent dans les glaces, les sorbets, les limonades, ac-
compagnements inévitables des soirées et des bals.
Ce reproche concerne surtout les femmes, qui, toutes

haletantes des fatigues de la danse et toutes ruis-
selantes de sueur, sont incapables de résister à la
tentation d'un breuvage glacé dans lequel plus
d'une a bu la mort... Et ce n'est point par igno-
rance au moins, car vous les voyez chaque jour
agir bien différemment envers de petits êtres qui
leur sont chers: elles ont bien soin de toucher avec
la plus grande attention le front d'un enfant qui
demande à boire, et elles résistent opiniâtrément
si la plus fine goutte de sueur vient à trahir le jeune
imprudent; c'est que dans la femme il y a deux
natures distinctes : — la femme et la mère. C'est
à cette dernière que je m'adresserais si mes paroles
pouvaient exercer quelque influence sur le déplo-
rable usage de ne se présenter dans le monde que la
poitrine et les épaules nues. On ne me persuadera
jamais qu'un acte considéré comme contraire à la
pudeur tant que le jour dure devienne convenable
le soir; en d'autres termes, que l'indécence soit de
mise à certaine heure de la journée. — Mais il ne
faut pas être ridicule ! — mais tout le monde le

fait ! — Mère de famille, vous n'êtes jamais ridicule quand vous soignez votre enfant.

Revenons à la question du régime alimentaire en dehors des repas : — il nous reste à proscrire, non plus l'ingestion de boissons glacées, mais l'abus d'un médicament devenu à la mode, je veux parler de l'opium ; — les vapeurs ont eu leur temps, les névralgies ont remplacé les vapeurs, c'est-à-dire qu'une maladie réelle a succédé à une maladie volontaire. — Les névralgies, il faut en convenir, se présentent avec un cortége de douleurs intolérables ; vous rencontrerez souvent de ces malheureuses organisations pâles, souffreteuses, auxquelles le mal laisse à peine quelques jours de répit. Quand une fois l'opium a été essayé et qu'il a réussi, on se cramponne à lui comme à un sauveur, on vient lui demander le calme et le repos ; il devient bientôt un aliment indispensable, il fait partie de la constitution, qu'il finit toujours par altérer. L'opium, qu'on ne l'oublie pas, agit sur les yeux à la manière des liqueurs alcooliques, et c'est

à l'usage de cette substance vireuse qu'a été attri-
buée la fréquence de la cataracte chez les Turcs.
Cet avertissement concerne surtout les femmes et
les hommes doués d'un tempérament éminemment
nerveux.

Que les conseils que nous venons de donner, re-
lativement aux aliments et aux boissons, ne soient
pas considérés comme toujours absolus. Certaines
organisations se contentent d'une nourriture légère
et d'eau à peine colorée par le vin ; il en est d'autres
qui se trouveraient fort mal d'un tel régime, dont les
forces s'épuisent facilement et réclament une nour-
riture tonique, substantielle, aidée au besoin d'un
vin généreux : avec un peu d'attention, on arrive à
se connaître soi-même, et à distinguer aisément
ce qui est utile comme ce qui est nuisible à la con-
stitution.

Une précaution indispensable qui se rattache au
régime alimentaire, c'est que le ventre soit toujours
tenu libre. La constipation constitue l'état le plus
habituel des hommes de cabinet et des femmes ner-

veuses, et l'on ne saurait se figurer les accidents que détermine une pareille infirmité ; on pourrait presque dire : Tel tube digestif, tels yeux. Ici trouve place un avertissement que j'adresse à tous les hommes que leur profession expose à demeurer longtemps assis. Il est presque impossible d'entrer dans un bureau sans rencontrer certain petit coussin percé d'un trou, dont on recouvre d'ordinaire les fauteuils. On s'imagine par là favoriser le renouvellement de l'air, tandis qu'en réalité on s'expose à contracter la maladie connue sous le nom *d'hémorrhoïdes*, la partie inférieure de l'intestin étant toujours abandonnée à son propre poids. Comme cette affection est fort incommode et douloureuse, les malades ne manquent pas d'essayer toute sorte de remèdes pour la détruire : habitude dangereuse, et que je ne saurais trop condamner ; mainte fois j'ai constaté l'existence d'une amaurose coïncidant avec la suppression d'anciennes hémorrhoïdes.

§ VI.

De la veille considérée dans ses rapports avec l'hygiène de la vue.

La lumière est tout aussi indispensable à l'homme que l'air qu'il respire ; loin de ce stimulant, il végète comme les plantes renfermées dans les caves, comme les enfants qui croissent étiolés au fond de demeures que le soleil n'a jamais visitées. — Il en est de la lumière comme de toutes les choses d'ici-bas. — Trop de clarté nous éblouit, — la vue se perd dans l'obscurité. — L'histoire des prisons d'État fournit de nombreux exemples de malheureux frappés de cécité, après avoir séjourné durant de longues années dans d'affreux souterrains. — Par contre, le soleil dévorant de l'Afrique a plus d'une fois sévi contre nos soldats ; j'ai donné des soins à un jeune capitaine de spahis, qui est devenu totalement aveugle à la suite de manœuvres, par une chaleur brûlante, qui transformait le

sable en des milliers d'étincelles. — La réverbéra-
tion de la lumière sur des plaines de neige a été si-
gnalée depuis longtemps comme une cause fréquente
d'amaurose. — Les clartés artificielles sont cepen-
dant encore bien plus à redouter ; pour être moins
prompts, les effets n'en sont pas moins perfides ;
aussi appellerai-je l'attention du lecteur sur ces
deux sujets.

La lumière est la compagne perpétuelle de nos
travaux, il est donc essentiel de connaître la ma-
nière de se conduire avec cet hôte si bienfaisant
et parfois si funeste. On a beaucoup écrit sur les
dispositions qui doivent régner dans les apparte-
ments, relativement à l'arrivée des rayons lumineux.
Les auteurs sont presque tous d'accord pour vanter
la couleur verte comme la plus douce et la plus
favorable à la conservation de la vue. L'observation
est incontestable, mais les précautions, selon moi,
ont été poussées trop loin. Ainsi, l'on a dit que les
tentures d'un cabinet de travail devaient être vertes,
verts les rideaux, vert le bureau, verts les tapis, etc. ;

une semblable exagération ne manquerait pas de devenir nuisible ; l'habitude d'un demi-jour et de ces teintes verdâtres, chez soi, aurait pour résultat infaillible de rendre la vue trop susceptible. Le contraste de la lumière du dehors avec la lumière du dedans aurait une influence mauvaise ; — les précautions sont bonnes, mais trop de précaution nuit.

Qu'un appartement reçoive un jour convenable, que le bureau soit exposé de manière à ne pas être frappé de reflets trop brillants, que le voisinage d'une glace ne fasse pas scintiller des rayons à la place que l'on occupe : telles sont, à mon avis, les seules règles à suivre chez soi, eu égard à la lumière solaire. Au dehors, si le soleil est ardent, si l'on a à traverser un chemin dépourvu d'ombre, si, surtout, les yeux sont sensibles et facilement irritables, des conserves colorées ne permettront aux rayons de pénétrer jusqu'à la rétine que doux et inoffensifs.

Quant à l'éclairage du soir, on a longtemps débattu la question de savoir quel est le meilleur mode à employer, des lampes ou des bougies ; je ne parle pas du gaz, il est évidemment nuisible. — Je suis peu partisan des bougies, que la moindre agitation dans l'air rend vacillantes. — Les lampes me paraissent remplir toutes les conditions désirables ; encore faut-il qu'elles soient habilement construites, et que le diamètre de la mèche soit suffisamment large. Les lampes Carcel, revêtues d'un abat-jour, forment jusqu'ici le mode d'éclairage que je crois devoir conseiller aux personnes assujetties au travail du soir. Il serait fastidieux d'insister sur ce sujet ; tout le monde connaît les inconvénients d'un mauvais éclairage.

Je viens de prononcer le mot *travail du soir* ; est-il permis de s'y livrer sans compromettre la vue ? La réponse n'est pas douteuse : non. Le travail à la lumière artificielle, de quelque nature qu'il soit, tend à affaiblir les yeux ; prolongé au delà des limites raisonnables, l'organe de la vision peut se perdre à tout jamais. A ceux qui, par leur profession, se trouvent dans la nécessité d'user de la veille, je dirai : Prenez garde, ménagez vos yeux, ne les appliquez pas longtemps, un peu de repos par intervalle est nécessaire. Aux hommes qui peuvent remettre au jour les exercices de l'intelligence, les écritures, les lectures, les calculs, je recommanderai de ne jamais veiller.

Je sais bien qu'il s'est trouvé des médecins conciliants, qui ont conseillé de réserver pour le soir les écritures, parce que ce genre d'exercice exige moins d'application que la lecture ; mais j'avoue ne pas comprendre la portée d'un pareil avis, puisque les mêmes médecins assignent le matin comme le meilleur moment pour se livrer sans crainte aux travaux de l'esprit. Rien n'est plus fatigant que de composer et d'écrire à la lumière, mais alors écrire pour copier renferme nécessairement l'action de lire. Je n'admets pas davantage que le matin soit le moment le plus propice aux enfantements scientifiques et littéraires ; tout le monde sait qu'en se levant, on éprouve une certaine langueur : — les yeux, le cerveau, les membres se ressentent encore du repos qu'ils viennent de prendre, les idées n'apparaissent point nettes ; une heure ou deux consacrées à la promenade rendront au corps sa souplesse et à l'esprit sa force.

Il est une habitude que je ne saurais trop condamner, c'est celle qui consiste à lire en marchant. Le reproche s'adresse surtout aux personnes qui habitent les petites localités. Dans les grandes villes, cette habitude est moins répandue, à cause du bruit et du mouvement dont nous sommes sans cesse entourés ; néanmoins, un de nos confrères, médecin distingué d'un hôpital de Paris, me disait dernièrement que sa vue s'était usée à cet exercice.

Quelques règles hygiéniques sont indispensables à suivre pour fixer le moment et la durée des occupations. Règle générale, ne vous livrez jamais au travail après le repas ; il en advient toujours trois résultats fâcheux : — les yeux s'injectent, — la digestion se fait mal, — et le travail ne vaut rien. Évitez de garder longtemps la même position. — La table à la Tronchin offre peut-être l'un des meilleurs moyens d'hygiène que le lettré ait à sa disposition. Il est avantageux, en effet, de pouvoir lire ou écrire tantôt debout, tantôt assis ; dans cette dernière posture, le corps se trouve ployé en deux et apporte un obstacle au libre cours de la circulation ; la station convient d'autant mieux, qu'alors que la tête pense, le corps jouit de la faculté de se mouvoir, — exercice salutaire, même à la facilité de la composition.

Ayez soin que le ventre et le cou ne soient point comprimés, que tous vos mouvements demeurent libres, et redoutez, par-dessus tout, l'humidité aux pieds. Deux heures de travail nécessitent un instant de repos ; n'attendez jamais que l'intelligence s'engourdisse, que les yeux s'injectent et vous occasionnent des picotements désagréables, autrement vous vous exposeriez à tous les inconvénients que j'ai signalés à propos de la conjonctivite chronique. Gardez-vous bien, à plus forte raison, de vouloir violenter votre intelligence, d'exiger d'elle, après un exercice prolongé, de nouvelles productions qu'elle serait impuissante à vous fournir. Les gens de lettres comprendront toute la valeur de cette observation : ils sont tous plus ou moins coupables d'une semblable imprudence. De telles tentatives réitérées non-seulement compromettent les yeux, mais menacent la vie elle-même. J'ai eu la douleur d'être témoin d'une terminaison fatale de ce genre !...

Aussi dois-je insister, afin d'être bien compris des hommes auxquels s'adressent les dernières lignes de ce chapitre. Qu'on se le persuade bien : — on n'est pas savant ou lettré impunément ; — la vie de l'intelligence use l'organisme plus promptement que les fatigues corporelles ; — le cerveau des penseurs est une fournaise sans cesse en ébullition, qui brûle le sang plus sûrement que la fièvre. Il n'est pas un homme sérieusement adonné à la culture des lettres, des arts ou des sciences, qui n'ait à se plaindre de l'état de sa santé ; —combien peu sont satisfaits de leur vue ! Le remède, il dépend d'eux de l'appliquer ; ils le chercheraient en vain dans le formulaire des hommes de l'art : mais qu'ils consentent à régler leurs inspirations, à faire succéder dans une sage mesure le repos au travail, le sommeil à la veille, toute la question est là.

M. RASPAIL, qui a cru écrire l'histoire de la santé et de la maladie chez l'homme, parlant des sensations morales que font éprouver les privations, s'exprime en ces termes : « Tous nos besoins se réduisent à trois, qui sont à leur tour fort complexes : — respirer, — digérer — et procréer ; la pensée s'attriste et se jette dans les ressources du désespoir, dès que l'une de ces trois fonctions est menacée de privation et de famine. » — Il faut avouer que l'auteur connaît bien peu nos besoins ; autrement il en aurait mentionné un tout aussi impérieux que celui de respirer et de digérer : c'est le sommeil, qui passe certainement avant la procréation ; l'oubli est impardonnable, surtout dans un chapitre qui traite de l'action des causes morales. En effet, durant les longues privations de sommeil, nos pensées prennent une teinte bien plus sombre ; les plus petites choses nous affectent péniblement ; tel se livre au désespoir dans l'insomnie qui reprend un peu de courage dès que le jour se lève.

Les causes d'excitation qui stimulent tous nos organes, tendent sans cesse à en accroître la vitalité ; à mesure que les heures de la journée s'écoulent, il est de fait que les battements du cœur deviennent plus fréquents ; nul doute que cette accélération, que cette activité seraient poussées à un degré tel que l'harmonie vitale se désorganiserait, si le repos de la nuit ne venait rétablir l'équilibre ; — c'est le ressort de la montre qui se brise, si vous le tendez au delà de sa force d'élasticité. Qu'il me soit permis d'appuyer ces réflexions par une citation que j'emprunte à l'école de SALERNE :

Balnea, vina, Venus, ventus, piper, allia, fumus,
Porrum cum cœpis, faba, lens, flatusque, sinapis
Sol, coïtusque, ignis, labor, ictus, acumina, pulvis,
Ista nocent oculis, sed VIGILARE MAGIS.

CHAPITRE XI.

Des soins qu'exigent les yeux des enfants.

Je ne reviendrai pas ici sur les conseils que j'ai déjà donnés en détail dans un chapitre précédent, relativement aux soins que réclame la vue de la première enfance; ces soins ne sauraient être trop multipliés. On a pu en juger quand nous avons parlé du strabisme; mais je ne saurais m'en tenir à ces réflexions, dans un livre qui traite des moyens de conserver et d'améliorer les yeux. Il est impossible, par exemple, de passer sous silence une affection des plus graves qui menace l'enfant presque au sortir du sein de sa mère, et qui peut le priver rapidement du sens le plus précieux. Cette affreuse maladie, qui est capable de vider les yeux des enfants en vingt-quatre heures, c'est *l'ophthalmie purulente des nouveau-nés.* Le fait que je vais raconter suffira, je l'espère, pour éveiller l'attention des mères de famille, et les exciter à réclamer promptement les secours de l'art: Il y a trois ans environ, une dame des environs de Nogent-sur-Marne, présenta à ma consultation un enfant âgé de quelques mois, qu'elle avait allaité jusqu'alors, mais qu'elle était sur le point de confier à une nourrice. Avant de se séparer de lui, cette dame désirait me consulter sur une ophthalmie dont le nourrisson était porteur depuis quelques jours, et à laquelle on avait opposé pour tout traitement quelques gouttes de lait injectées entre les paupières. J'eus quelque peine à entr'ouvrir les voiles palpébraux assez tuméfiés, et j'eus la douleur de reconnaître que les deux yeux étaient complétement fondus, c'est-à-dire que la coque oculaire s'était rompue, et que toutes les parties de l'œil ne présentaient plus qu'un petit moignon d'un blanc-bleuâtre... La vue était perdue sans ressources.

Que cet horrible accident soit donc sans cesse présent aux mères de famille, et qu'elles n'hésitent pas à appeler immédiatement un homme de l'art, à la première apparence d'un liquide puriforme découlant des paupières. Le moindre retard peut être funeste et causer des regrets éternels. Aux personnes qui habitent loin des villes, et qui sont susceptibles d'attendre l'arrivée du médecin durant quelques heures, je conseille l'usage de la solution suivante, qu'on instillera dans les yeux d'heure en heure :

Pr. Eau distillée. . . . . 250 grammes.
Azotate d'argent cristallisé. . . . 8 décigr.

Dans une maison où plusieurs enfants seront réunis, on s'empressera de séparer ceux dont les yeux sont intacts, la contagion de l'ophthalmie purulente étant toujours à craindre. J'ai eu plus d'une fois occasion de donner des soins à toute une famille atteinte de cette horrible maladie, et dans ce moment même, je traite à la fois une mère de famille et trois enfants atteints d'ophthalmie purulente communiquée par un nourrisson. Que les frères et sœurs soient donc éloignés du petit malade, et que les personnes chargées de le soigner s'entourent des plus grandes précautions; qu'elles évitent, surtout, de porter à leurs yeux la main qui aura touché ceux de l'enfant malade, car c'est ainsi que la contagion s'inocule le plus souvent.

La vue des enfants réclame bien d'autres soins, pour les mettre à l'abri d'affections qui, si elles n'ont pas la gravité de la précédente, méritent cependant qu'on y porte quelque attention. La propreté, chacun le sait, n'est pas l'apanage de l'enfance; les petites mains touchent à tout; — nous en avons chaque jour un échantillon en contemplant cette charmante et bruyante population qui anime les Tuileries; — le plus grand bonheur de cet âge consiste à remuer la terre dont on emplit de petits chariots, qui seront renversés dix pas plus loin pour être l'instant d'après remplis de nouveau. — Et comme l'image de la société se retrouve dans l'enfance, de petites discussions surviennent, les bambins se disputent quelques poignées de sable avec autant d'ardeur que les conquérants s'arrachent les empires ; — puis les larmes ne tardent pas à survenir, et les petites mains souillées de terre se portent machinalement aux yeux pour les essuyer : ces manœuvres se répètent vingt fois le jour. — A la longue, le bord libre des paupières devient le siége d'une légère irritation chronique ; — les paupières se trouvent collées le matin par de petites pellicules jaunâtres, auxquelles on fait d'abord peu d'attention ; puis la rougeur devient plus manifeste, le bord ciliaire se gonfle, la sécrétion s'accroît et s'épaissit, de petites ulcérations, enfin, apparaissent à la base des cils, qui tombent ou se contournent de manière à blesser le globe de l'œil. Or, les cils ne sont pas seulement un vain ornement, leur utilité est incontestable;

il est donc essentiel de veiller à leur conservation, et, dans ces cas, l'hygiène se réduit à des soins de propreté.

Plusieurs fois par jour, on pratiquera sur les paupières des lotions, à l'aide d'une éponge fine, imbibée d'eau fraîche. S'aperçoit-on que les paupières rougissent facilement, que la chassie les colle le matin, que les cils commencent à tomber, on remédiera à ces accidents par l'emploi du petit traitement qui suit :

Laver les paupières cinq ou six fois par jour avec un collyre composé de :

> Hydrolat de romarin. . . . . . 40 grammes.
> Hydrolat de laurier-cerise. . . . 40   —
> Hydrolat de roses. 40   —
> Pierre divine. . . . . 50 centigrammes.

M. et F. dissoudre S. A., puis ajouter au soluté :

> Alcoolé de quinquina. . . . . 1 gramme.

Filtrer.

Le soir, au moment de coucher l'enfant, on mettra sur le bord libre des paupières, dans toute l'étendue de la base des cils, gros comme un grain de chènevis de la pommade de Saint-Yves, ou de Régent, ou de madame la duchesse de Montebello ; je pourrais ainsi citer trente noms qui se rattachent tous à une foule de pommades dont, en définitive, l'action est la même, puisque le même médicament, l'oxyde rouge d'hydrargyre, en forme la partie vraiment active. Ces pommades jouissent d'une vertu toute particulière, surtout chez les enfants ; mais il faut savoir les employer. Elles ont pour effet de cicatriser les petits ulcères qui se forment à la base des cils ; ces ulcérations étant recouvertes d'une couche épaisse sécrétée par elles, si cette couche n'est pas préalablement enlevée, la pommade, si bien préparée d'ailleurs qu'elle soit, ne produira aucun résultat ; et que de fois, en pareil cas, n'a-t-on pas rejeté toute la faute sur le médicament ! Il est donc essentiel, avant de procéder à l'application de la pommade, de frotter le bord des paupières avec une éponge imbibée de collyre, sans crainte de faire tomber des cils ; ceux-là repousseront, et au besoin même, il ne faut pas hésiter à détacher avec l'ongle les pellicules tenaces.

Ce serait se tromper que de croire que ces soins seuls suffiront pour triompher de la maladie qui nous occupe ; il arrive souvent qu'un principe dartreux, ou autre, ait donné naissance à la blépharite ciliaire : alors, comme toujours, c'est la cause qu'il convient d'attaquer pour détruire l'effet, et ce n'est plus aux parents qu'il appartient de diriger le traitement.

Une autre nature d'ophthalmie, qui n'épargne pas les adultes, mais qu'on observe surtout chez les enfants, c'est l'affection que nous désignons par le nom de *conjonctivite papuleuse,* et qui s'attaque de préférence aux sujets lymphatiques ou scrofuleux. On la reconnaîtra facilement à la présence d'une petite élevure d'un blanc rosé, située sur les bords de la cornée, et à laquelle vient aboutir le sommet d'une pyramide de vaisseaux. Rien de plus commun que de rencontrer des enfants qui ont eu jusqu'à six, huit, dix conjonctivites papuleuses. **Je ne saurais trop blâmer la négligence** apportée souvent par les parents dans ces sortes d'affections. On tarde toujours trop à réclamer les secours de l'art, et puis, comme on a remarqué qu'une première fois l'ophthalmie s'est dissipée sans aucun traitement, on compte qu'il en sera ainsi une deuxième, une troisième fois, etc. Mais les inflammations successives de l'œil finissent, tôt ou tard, par être dangereuses ; il se peut qu'un jour la papule, au lieu d'occuper la circonférence de la cornée, vienne à se fixer sur son disque, et le moindre inconvénient qui en résulte, c'est de produire une de ces taies qui défigurent ceux qui les portent, en même temps qu'elles compromettent ou même abolissent la vision.

S'il est vrai que la présence d'une papule dénote toujours une constitution lymphatique ou scrofuleuse, il est évident que le traitement local prescrit par l'oculiste serait insuffisant, et que la guérison obtenue momentanément, on devra suivre avec persévérance, pour éviter les récidives, l'usage d'un régime hygiénique que nous ne manquons jamais de recommander en pareil cas, et qu'il ne sera pas inutile d'exposer ici :

1° Faire tous les jours deux heures d'exercice en plein air ;

2° Éviter avec le plus grand soin l'humidité aux pieds ;

3° Coucher dans un appartement sec et convenablement aéré ;

4° Vivre de viandes noires grillées, de fruits et de légumes cuits. — Aux repas prendre du vin coupé avec une infusion de houblon ;

5° Prendre matin et soir une cuillerée à bouche de sirop de gentiane ;

6° Quand la saison le permettra, prendre deux fois par semaine un grand bain d'eau à 25 degrés, dans laquelle on fera dissoudre 500 grammes de sel de cuisine.

Ce régime modifiera toujours d'une manière avantageuse la constitution des enfants à peau fine et transparente, à figure pâle, à chair molle, empâtée, et chez lesquels les glandes du cou sont presque continuellement engorgées.

Je tiens à ne point terminer le chapitre que j'ai consacré à l'enfance, sans signaler une autre cause fréquente d'ophthalmie, cause qui n'a pas encore été mentionnée par les auteurs, à ma grande surprise : je veux parler de la vie de collége.

A peine l'enfant a-t-il terminé sa seconde dentition, à peine son jeune cerveau commence-t-il à se développer, qu'il est enlevé à sa mère, dont les soins lui seraient encore si précieux, et transplanté du jour au lendemain dans un milieu tout différent de celui où il a vécu jusqu'alors. Je n'ai point à m'occuper ici de la manière dont on entend l'hygiène dans les colléges, la question mériterait cependant d'être sérieusement approfondie ; mais je me borne à signaler mes observations relativement à l'hygiène oculaire, observations d'ailleurs qui me paraissent d'autant plus fondées qu'elles ont obtenu l'approbation d'un ancien ministre de l'instruction publique, auquel j'ai eu l'honneur de donner des soins.

Maintes fois j'ai été consulté pour des collégiens chez lesquels j'ai presque toujours remarqué la même nature d'ophthalmie : *la conjonctivite catarrhale.* Frappé de la coïncidence, j'ai tenté de remonter à la cause, et je suis convaincu de l'avoir trouvée. — Chacun sait la manière dont sont disposées les vastes salles d'étude où se réunissent les collégiens. Des fenêtres fort souvent mal closes, des portes sous lesquelles le vent s'engouffre à l'aise, un sol garni de carreaux de terre, sont loin de former une habitation confortable ; c'est là cependant que viennent chaque jour s'assembler des enfants, au sortir d'une récréation durant laquelle ils ont eu les pieds constamment dans la neige ou dans la boue. Pendant des heures on exige de leurs jeunes têtes un travail actif, tandis que leurs pieds humides, trempés, reposent sur des carreaux non moins humides, et que la chaleur des poéles est impuissante à sécher.

Comment qualifierait-on d'ordinaire dans le monde une telle conduite ? On l'appellerait une imprudence ; en pareil cas, s'il vous survient une bronchite, un rhumatisme, etc., le médecin ne manque pas, et avec raison, de vous blâmer, et d'attribuer vos souffrances au défaut de précaution ; encore, la plupart du temps les recommandations du médecin seraient superflues : on a bien soin de changer de chaussure en rentrant chez soi, et de remplacer les habits trempés de pluie. Personne ne s'avise de se mettre au travail sans avoir observé cette règle si simple d'hygiène, et cependant nos enfants sont condamnés chaque jour à faire ce que nous mettons tant d'empressement à éviter...

Je sais bien que certains Spartiates me diront : Il ne convient pas de trop dorloter les enfants ; nous ne voulons pas en faire des femmelettes, mais des hommes ; c'est une habitude à contracter, plus tard ils s'en trouveront bien ; et autres locutions usitées en semblables circonstances. — Chansons que tout cela ! Ces réflexions sont belles et bonnes dans le livre d'un rêveur ; en pratique, c'est différent. Empêcherez-vous une mère d'élever son enfant dans du coton ? Et vous, si rébarbatifs en apparence, ne serez-vous pas les premiers à vous attendrir, à vous tourmenter et à soigner vos enfants pour la toux la plus légère, pour le plus petit accès de fièvre ? — Que de beaux projets d'une ferme éducation se sont évanouis à la moindre inquiétude paternelle !

Force est bien d'en convenir : on ne passe pas sans danger des soins et des caresses de la famille à la discipline et à la sévérité des colléges. Un ministre de l'instruction publique, qui comprend toute l'étendue de ses devoirs, non-seulement envers l'État, mais aussi envers la famille, doit se persuader que le premier de tous les biens, c'est la santé. — Ses soins éclairés veilleront donc à ce qu'un bien si précieux soit traité au moins à l'égal de l'intelligence. A quoi bon orner l'esprit si vous perdez le corps ! Nous ne vous confions pas seulement nos enfants pour les instruire, mais, avant tout, pour nous les rendre bien portants. L'histoire naturelle fait aujourd'hui partie de l'instruction dans les colléges ; c'est un progrès, surtout quand les hommes chargés d'enseigner cette science s'acquittent de leur mission comme notre savant confrère M. Achille Comte ; mais cependant j'avoue, pour ma part, que je considérerais comme plus utile la création de professeurs d'hygiène, qui diraient aux enfants le prix de la santé, comment on l'entretient, comment on la conserve, combien enfin sa perte nous cause d'amertume et de regrets, — notions indispensables pour goûter le peu de bonheur qui nous est réservé sur cette terre, notions dont ne se doute même pas le jeune homme qui sort des bancs, farci de grec et de latin, et dont l'ignorance ne tardera peut-être pas à lui coûter cher.

En somme, il est évident pour moi, et c'est le résultat de ma pratique, que le froid humide, aux pieds surtout, constitue une cause fréquente d'ophthalmies. Les conseils que je puis offrir sont pourtant faciles à mettre à exécution. Si nous ne pouvons demander aux colléges le confortable de nos habitations, du moins que les salles d'étude soient convenablement construites ; que les portes et les fénêtres soient garnies au besoin de bourrelets pro- tecteurs. Et qu'on ne traite pas ces détails de puérils , rien n'est puéril lorsqu'il s'agit de la santé. — Les Spartiates ont eu leur temps, c'est le nôtre aujourd'hui. — Autre temps, autre hy- giène ! — Dans ces régiments chargés de notre sûreté et de notre gloire, composés de jeunes gens qui n'ont jamais joui de la millième partie des soins que vous avez prodigués à vos enfants, in- formez-vous combien il en manque au drapeau, et vous serez effrayés. — Le régime est tout autre, direz-vous ; — mais la constitution aussi est bien autrement robuste.

Donc, pour en finir avec l'humidité, je ne deman- derai pas pour les lycéens des salons garnis de tapis ; mais que d'un bout à l'autre des tables, s'étendent de longs cylindres de cuivre remplis d'eau bouillante, comme cela se pratique aujourd'hui dans les wagons sur certaines lignes de chemin de fer. Alors vous pourrez stimuler sans danger ces jeunes cervelles, et vous rayerez une cause du cadre ophthalmologique.

Puisque nous avons mis le pied dans l'intérieur des colléges, ne les quittons pas sans signaler un danger malheureusement trop répandu non-seulement dans ces établissements, mais partout où les enfants se réunissent, et jusque dans l'intérieur du foyer domestique. Il est une horrible maladie que l'on nomme *amaurose* ou *goutte sereine,* dans laquelle, ainsi que nous l'avons dit, l'œil se paralyse et cesse d'être sensible à l'action de la lumière. Que d'enfants ont été plongés dans cet affreux état par des habitudes perverses, par des manœuvres coupables, et qui souvent remontent à la première enfance ! La surveillance la plus active peut être mise en défaut. Les parents, en général, ont peine à croire à cette funeste précocité ; j'en ai même rencontré qui ont accueilli avec une certaine aigreur les inquiétudes dont je leur faisais part : à les entendre, c'était impossible, ils étaient sûrs de leur enfant, ils ne le perdaient jamais de vue, comme si, en pareil cas, les soins les plus vigilants ne pouvaient être déjoués.

Quelle conduite les parents doivent-ils tenir à l'égard d'un enfant qu'on suppose livré à de mauvais penchants ? — Et d'abord, je dois dire que la supposition se changera en certitude quand un enfant, né robuste d'ailleurs, maigrit singulièrement, — que ses traits s'allongent, — que ses yeux deviennent caves et se bordent d'un cercle noir, — que sa taille se voûte légèrement, — que la peau de son visage devient terreuse, — que son regard perd de la vivacité, — que sa vue s'affaiblit, — qu'il baisse les yeux dès qu'on le regarde et ne sait quelle contenance tenir, — qu'il existe enfin dans toute sa personne un air de gaucherie, d'hébétude qui ne lui était pas habituel ; je dis qu'en présence de tels signes le doute n'est plus permis. Le devoir du père est donc, selon nous, non pas de prendre des détours, des circonlocutions, mais

d'aborder nettement la question; non pas d'inter-
roger pour savoir si le fait existe, mais d'affirmer
qu'il existe réellement; d'exposer à l'enfant la série
de misères qu'il se prépare, de les lui peindre avec
les couleurs les plus frappantes, de terrifier son
imagination par la menace d'une mort prochaine.

Rarement l'effet sera manqué, le coupable se
corrigera, sinon pour toujours, du moins pour
quelque temps. En cas de récidive, je n'hésiterais
pas à donner le conseil de réclamer l'assistance du
chirurgien: celui-ci, avec le sang-froid qui le carac-
térise, parlera d'une opération nécessaire, indis-
pensable, puisque c'est le seul moyen de conserver
la vie en enlevant la cause de destruction; — les
instruments seront étalés aux yeux de l'enfant; —
il sera lié comme si une amputation devait réelle-
ment être pratiquée; — les bandes seront prépa-
rées, et si l'homme de l'art le croit absolument
nécessaire, il pratiquera une espèce de circonci-
sion, manœuvre d'ailleurs peu douloureuse et
exempte de tous dangers.

J'aurais désiré ne pas entrer dans tous ces détails ; mais je m'adresse dans ce chapitre aux pères et aux mères de famille, et la question était trop sérieuse pour être passée sous silence. Que les adultes aussi réfléchissent à ce qu'ils viennent de lire : tous les accidents qui résultent de la masturbation sont également déterminés par l'abus des plaisirs vénériens.

CHAPITRE XII.

Des soins que réclament les yeux des vieillards.

Je pourrais, à la rigueur, m'en tenir aux avis que j'ai formulés dans le chapitre X, avis qui concernent tous les âges ; cependant, comme la constitution passe par une foule de modifications, à mesure que nous nous approchons du terme de la vie, il n'est pas sans intérêt d'établir quelques règles en rapport avec les changements survenus dans l'économie.

L'homme a employé les quarante premières années de son existence à atteindre l'apogée de ses facultés physiques et intellectuelles. Le développement s'est manifesté avec lenteur ; c'est aussi graduellement que nous sommes destinés à descendre la pente qui nous fera sortir peu à peu de la vie, comme nous y étions entrés, sans en avoir la conscience.—Dans cette décadence, qui se prolonge souvent pendant un demi-siècle avant d'accomplir l'inévitable destinée, le phénomène qui frappe le plus, c'est la langueur avec laquelle les organes fonctionnent. — Singulier contraste entre l'enfance et la vieillesse. — Au premier âge, la vie déborde de toutes parts ; le sang ne circule pas, il vole à travers les mille canaux de l'arbre artériel ; il semble que l'enfant soit impatient de s'asseoir à ce banquet de la vie où tout paraît lui sourire. — Le vieillard, au contraire, compte un à un les jours qui le séparent de ses belles années d'illusion ; il voudrait les ressaisir encore, et, dans son impuissance, il essaye du moins de lutter pour ne plus perdre de terrain. — Semblable à l'exilé qui, voguant vers des rives lointaines, se dresse de toute sa hauteur, et cherche à embrasser d'un dernier regard le sol si cher de la patrie qui se perd à l'horizon. La nature, d'ailleurs, vient pour ainsi dire en aide au vieillard ; le réservoir de la circulation, le cœur, seconde ses désirs, et par la lenteur avec laquelle il distribue partout la vitalité, se montre favorable à nos vœux.

Mais de ce ralentissement dans le cours du sang, de cette même langueur qui préside aux actes de la vie, il résulte que les fonctions ne s'exercent plus avec liberté et facilité ; la nutrition, par exemple, ne s'accomplit plus d'une manière régulière, et faute d'une assimilation complète des principes nutritifs, le corps finit par contracter cet embonpoint, si énorme parfois, qui vient se surajouter aux embarras de l'organisme.

La vue chez les vieillards se trouve menacée doublement, et par la cataracte et par l'amaurose ; c'est donc surtout à écarter ces deux affections que doivent tendre les soins hygiéniques. S'il ne nous appartient pas d'arrêter le cours des ans, il est en notre pouvoir de retarder la caducité et d'échapper à la décrépitude.

En parlant de la cataracte, j'ai dit que les cultivateurs y étaient exposés, et j'ai expliqué cette disposition par l'habitude qu'exige leur travail, de se tenir le corps penché et la tête courbée sur la terre échauffée des rayons du soleil. L'action de ces causes ne saurait être mise en doute ; mais ne les retrouvons-nous pas également chez presque toutes les personnes parvenues à un âge avancé ? —En général, après le repas, les vieillards se livrent à une espèce de sieste, qui les place dans des conditions analogues aux cultivateurs. —Comme ces derniers, ils ont le corps ployé en deux et par les années et par le lourd sommeil qui accompagne toujours la digestion ; et puis l'âge rend frileux : c'est toujours devant un bon feu et le plus près possible du foyer qu'est placé le fauteuil du vieillard. —Ainsi, dans cette position, la digestion se fait laborieusement ; il existe une grande gêne de la circulation, et les yeux s'entretiennent dans une congestion, légère en apparence, mais longtemps prolongée par la chaleur qui rayonne de l'âtre.

Ce n'est pas tout ; la modération dans les plaisirs de la table se rencontre rarement à la seconde moitié de la vie ; on aime trop à se complaire dans cette maxime que *le vin est le lait des vieillards*, et l'on fait largement honneur au dicton mensonger. Il est malaisé, d'ailleurs, de ne pas affectionner un breuvage qui se présente sous des formes si attrayantes, qui stimule et égaye l'intelligence engourdie, qui vivifie l'imagination prête à s'éteindre, et qui enfin pousse à la causerie sur les choses d'autrefois, dernière jouissance de nos dernières années. — Hélas ! cet ami ressemble à tous ceux que vous avez connus jadis : il vous trompe ; chaque caresse que vous lui prodiguez avance l'heure de la séparation. — Si donc la modération est indispensable à tous les âges, à plus forte raison doit-elle être la compagne des vieillards chez lesquels l'harmonie des fonctions ne tient plus qu'à un souffle.

En parlant de la *presbyopie,* nous avons fait ob-

server que les lunettes convexes remédient heureu-
sement à cette infirmité, à la condition toutefois
que la faiblesse de la vue dépendra de causes pu-
rement anatomiques ; je n'ai pu promettre le même
résultat, le même bienfait aux personnes chez les-
quelles un commencement de paralysie de la *rétine*
vient s'unir au retrait de l'appareil oculaire. Le
voile qui nous sépare alors du monde extérieur
ne provient plus d'une *opacité cristalline ;* la sen-
sibilité nerveuse a disparu, et les ressources les
plus actives de la thérapeutique méritent d'être
mises en œuvre.

Comment s'expose-t-on à contracter une *amau-
rose* ou *goutte sereine,* que les années n'auraient
probablement pas développée ? Il est certain que
toutes les causes produisant une action irritante sur
le cerveau ou sur l'appareil oculaire, ne tardent pas
à amener la cécité, par suite de congestions réité-
rées dans les parties nerveuses affectées spéciale-
ment à la fonction visuelle. En premier lieu se
placent les excès gastronomiques que je mention-

nais tout à l'heure ; la chaleur du foyer et l'exposition longtemps prolongée aux rayons ardents du soleil. Parmi les passions qui agissent dans le même sens, je dois citer surtout la colère, ce fléau triplement fatal à notre bonheur, à notre santé et à ceux qui nous entourent.

A côté de ces causes, il en existe d'autres qui, pour agir d'une façon toute contraire, ne conduisent pas moins au même résultat. Toutes les privations, quelle qu'en soit la nature, tendent à compromettre la vision, en soustrayant à l'économie les principes vitaux qui lui sont indispensables pour lutter avantageusement contre la destruction. Mais de toutes les causes privatives, il n'en est pas une seule dont les effets puissent se comparer aux désordres qu'entraîne le libertinage de certains vieillards. Les rapports sexuels souvent réitérés nuisent au développement physique et moral des jeunes gens, ils annihilent la vigueur de l'homme parvenu à la maturité, ils tuent le vieillard ; ils le tuent d'autant plus sûrement que ses efforts tendent à violenter la nature, et que les ressources les plus hideuses, les plus dégoûtantes sont mises en œuvre pour réchauffer un sens éteint. C'est ainsi qu'on détermine la paralysie de la vue, quand toutefois l'organisation entière ne demeure pas frappée d'impuissance.

Le temps est passé où les plus étranges moyens étaient employés dans le but de rendre aux hommes épuisés une vigueur nouvelle. Personne ne songerait aujourd'hui à conseiller l'ignoble expédient dont parle GALIEN, qui consiste à l'application immédiate du corps d'une jeune personne sur l'estomac des vieillards, dans le but de réchauffer la vitalité et de « procurer des digestions louables. » On n'a pas oublié l'histoire de ce prince allemand, racontée par le grand BOERHAAVE à ses disciples : — D'après le conseil de ses médecins, le prince en question se faisait appliquer, non pas une, mais deux jeunes filles sur chaque côté du corps, « ce qui produisit en peu de temps un si bon effet sur sa santé, qu'on jugea à propos de faire cesser le remède !... » Croirait-on qu'il y a soixante ans à peine, un certain JACQUIN proposait, pour rassurer les mœurs, de substituer « de gros garçons aux jeunes filles, et en ne mêlant pas les sexes ! »

De semblables turpitudes prouvent que la médecine a marché non-seulement dans la voie du progrès, mais aussi dans la voie de la moralité. Notre thérapeutique est assurément beaucoup plus sage et plus rationelle.

En somme, la vieillesse exempte d'infirmités est le partage des hommes qui ne se sont jamais écartés de la modération dans les plaisirs comme dans les passions, et qui ont toujours vécu avec frugalité ; aussi n'est-ce point à ceux-là que s'adressent les conseils qu'on va lire, et que l'on a pressentis en partie d'après les observations mentionnées dans le cours de ce chapitre. Pour arriver au double but d'échapper à la cataracte et à l'amaurose, affections qui ne manquent pas d'analogie relativement aux causes qui les produisent, les vieillards observeront les règles suivantes :

1° Le travail de la digestion ne s'opérant qu'avec lenteur et difficulté, ils doivent faire usage d'aliments délayants et légers, et pris chaque fois en petite quantité.

2° Une heure d'exercice après chaque repas favorisera la digestion, en même temps que les membres reprendront quelque souplesse.

3° Si le temps s'oppose à la promenade, on évitera avec soin de s'endormir après le repas, surtout dans la position assise que j'ai signalée plus haut.

4° Le refroidissement arrive promptement dans la vieillesse ; le coin du feu est donc nécessairement la place du vieillard au repos, mais à la condition de préserver la tête contre la chaleur du foyer, condition facile à remplir à l'aide d'un écran.

5° Les excès d'alimentation ou de boissons alcooliques seront entièrement proscrits : l'un et l'autre nuisent à tout âge, et à plus forte raison à la fin de la vie.

6° Les plaisirs de l'amour ne sont pas seulement ridicules chez les vieillards ; par l'excitation communiquée à l'organisme , ils sont susceptibles de provoquer une secousse funeste ; par les pertes qu'ils occasionnent, ils privent la constitution des forces qu'elle a tant de peine à réparer et tant besoin de conserver.

7° Redoutez les effets des passions violentes, et surtout de la colère. Quand on a longtemps vécu, il est bon de se reporter souvent dans son passé ; les couleurs apparaissent moins vives, les faits se dépouillent de l'exagération du moment et n'offrent plus que des sensations calmes et douces.

8° Plus de longues veilles, surtout au milieu des plaisirs du monde ; — l'air de la ville d'ailleurs ne convient pas aux vieillards.

C'est ainsi que l'on parvient sinon à enrayer, du moins à retarder les opacités de l'appareil du cristallin. S'il s'agit d'une amaurose, les mêmes conseils seront également salutaires ; mais il convient de les aider d'une thérapeutique sagement appliquée.

9° Ainsi, pour peu qu'on observe quelques traces de congestion oculaire, il sera utile de faire, tous les six mois environ, une application de six sangsues au moins, vers le périnée.

10° Une dérivation sur le canal intestinal, à peu près aux mêmes époques, favorisera également les bons résultats de l'émission sanguine.

11° Si la constipation est habituelle, — et cet état se rencontre communément chez les vieillards, — il est convenable d'avoir recours à l'usage de remèdes émollients, en même temps qu'on proscrit du régime tout aliment excitant.

12° Les grands bains font nécessairement partie de l'hygiène des vieillards ; évitez toutefois de les prendre trop chauds, et dirigez sur le front, pendant la durée du bain, des affusions d'eau froide.

13° Lorsqu'il sera bien reconnu que la vue diminue, et que cependant les yeux sont exempts de congestion ou d'opacité, je conseille l'usage du liniment suivant, que je recommande à toutes les personnes de constitution faible, dont la vision devient paresseuse :

Liniment ophthalmique (1) :

Pr. Ammoniaque liquide. . . . . 8 grammes.
Alcoolé très-concentré de noix vomique. 8 —
Alcoolé de safran . . . . 2 —
Alcoolat de bergamote . . . . . . 2 —
Alcoolat de lavande . . . . 4 —
Éther acétique. . . . . 4 —

M. S. A. (Dans un flacon à l'émeri.)

On l'applique en frictions, une ou deux fois par jour, sur les régions temporales, sur le front et au pourtour des orbites.

La dose, pour chaque friction, est d'une demi-cuillerée à café environ.

— Une affection qu'il n'est pas rare de rencontrer chez les vieillards, c'est la *conjonctivite catarrhale chronique*. Cette maladie provient en grande partie de la chute des cils, qui laisse les paupières exposées à l'action de toutes les causes

(1) Formules ophthalmiques du docteur Magne. (*Gazette des hôpitaux*, 1844.)

irritantes et de tous les corpuscules étrangers. — D'un autre côté, le siphon lacrymal, frappé d'atonie, laisse les larmes s'accumuler entre les paupières; enfin, il est hors de doute que la perte des cheveux, en mettant à nu la plus grande partie du cuir chevelu, expose à contracter cette même *conjonctivite catarrhale.* — Il est aisé de remédier à l'action de ces causes :

1° En couvrant le crâne d'une perruque ;

2° En portant des verres colorés ;

3° En évitant de s'exposer au froid humide.

J'ai remarqué que le collyre dont je vais donner la formule, modifie avantageusement la conjonctive ; j'en recommande l'usage chaque fois que les paupières seront rouges, enflammées, et laisseront échapper au dehors un liquide mucoso-purulent :

> *Pr.* Hydrolat de mélilot. . . . . 40 grammes.
> Hydrolat de laurier-cerise. . . . . 30 —
> Laudanum de Sydenham. . . . . 8 gouttes.
> Mucilage de semences de coings. . 4 grammes.
> Borax. . . . . 60 centigr.

Mélez par agitation et filtrez.

Instiller quatre fois par jour, entre les paupières, quelques gouttes de ce collyre.

Si les conseils que nous venons de donner se trouvaient impuissants à combattre la cécité, que les malades ne se désespèrent point ; les ressources sont grandes en oculistique, et les opérations oculaires souvent heureuses, même dans un âge très-avancé.

CHAPITRE XIII.

Des conserves. — Des lunettes. — De l'abat-jour.

Les lunettes devraient être des instruments destinés à améliorer ou à protéger la vue ; malheureusement elles ne sont rien moins que cela la plupart du temps. L'art de l'opticien, par les services qu'il est appelé à rendre, serait digne d'occuper une place distinguée dans l'industrie ; tandis que le plus souvent le commerce des lunettes est exploité par une foule ignorante dont tout le savoir consiste à tirer de son négoce le plus de lucre possible. Cet inconvénient, grave dans ses résultats si multipliés, mérite cependant qu'on réfléchisse sérieusement aux moyens de le faire disparaître. Pour qu'un médicament agisse, ne convient-il pas qu'il soit administré à propos ; qu'il soit exempt de toute falsification, et que le pharmacien qui le prépare, tout aussi bien que le médecin qui le prescrit, aient donné toutes les garanties désirables de capacité ? La société l'a décidé ainsi, et la loi, qui représente les intérêts de la société, a réglé la série des épreuves à subir. — Mais les lunettes ne constituent-elles pas un véritable remède dans toute l'acception du mot (1) ? Si nous considérons les boutiques d'op-

(1) Je crois rendre service aux personnes qui portent des lunettes en leur indiquant les différents opticiens dont je n'ai eu jusqu'ici qu'à me louer ; je ne prétends en aucune manière affirmer que ce soient les seuls auxquels il faille avoir recours, mais je ne puis mentionner que ceux dont j'ai pu apprécier le talent par moi-même ; ces opticiens sont :

A Paris :

M. BAUTAIN, 8, rue Castiglione. Inventeur des jumelles.

M. BIANCHI, 11, rue du Coq-Saint-Honoré. Je n'ai eu qu'à me louer des lunettes fournies par cet opticien.

ticiens, ne reconnaissons-nous pas dans l'acheteur, le patient; dans le vendeur, le médecin et le pharmacien? — Quels sont donc les titres de ces hommes? Par une incurie inconcevable, la société s'est trouvée jusqu'à présent à leur merci. La vente des poisons est prohibée; mais n'est-il pas, jusqu'à un certain point, empoisonné, celui qui reçoit de l'opticien un instrument auquel il devra, dans un temps plus ou mo ns éloigné, la perte de ses yeux? Car, il faut bien le dire, sur cent opticiens, ou se disant tels, plus de quatre-vingt-dix ne savent pas de quelle façon se fait le verre qu'ils exploitent; bien plus, ils ignorent les éléments qui entrent dans sa fabrication: que

M. CHEVALLIER, 15, place du Pont-Neuf. Opticien du Roi; auteur du *Conservateur de la vue*, de l'*Essai sur l'art de l'ingénieur*, etc.

M. CHEVALIER (Charles), Palais-Royal, 163, galerie Valois. C'est le fils de Vincent Chevalier. Nous avons de lui plusieurs écrits concernant l'optique. L'Académie des sciences le compte au nombre de ses fournisseurs.

M. HENRY, galerie Delorme, que tout le monde a pu apprécier, qui s'occupe sans cesse de perfectionner les différentes branches de l'optique, et chez lequel j'ai vu la plus sera-ce si vous venez à les interroger sur les premières notions d'optique ? En général, tout le sa-

curieuse et la plus remarquable collection d'yeux artificiels.

M. LEREBOURS, 13, place du Pont-Neuf. Opticien de l'Observatoire royal.

M. PHILIPPE, 2 *bis*, rue Chauchat. Cet estimable opticien a su mériter la confiance de la Faculté de Montpellier, ainsi que l'attestent les certificats que lui ont délivrés les professeurs de cette Faculté. M. Philippe a consacré vingt ans de sa vie à l'étude de l'optique, et c'est assurément un des opticiens les plus instruits que je connaisse.

M. RICHEBOURG, 69, quai de l'Horloge. C'est l'élève de feu Vincent Chevalier, qui avait toute la confiance du regrettable professeur Sanson. M. Richebourg s'est livré, sous les yeux de ce professeur et sous les nôtres, à une foule d'essais, tant sur les verres à cataracte que sur les appareils propres à combattre le strabisme. Opticien habile et intelligent.

M. QUESLIN, 1, place de la Bourse. Inventeur de plusieurs instruments.

A Marseille :

M. SPINELLI, 38, rue Canebière, dont la maison offre un des plus vastes assortiments de l'Europe.

A Bordeaux :

M. CROSTI, 5, rue Sainte-Catherine. Très-intelligent opticien, qui met tout le soin possible à appliquer les verres à chaque vue, et dont l'établissement rivalise avec les plus renommés de Paris.

voir des marchands de lunettes se réduit à ceci :
que telle case renferme des verres de myopes,
telle autre des verres de presbytes ; aussi leur pre-
mière question a-t-elle pour but d'apprendre si
vous êtes myope ou presbyte : alors une série de
numéros s'étale devant vous, et vous êtes invité à
faire un choix. — C'est ainsi que la vue se trouve
compromise, tantôt par un foyer inopportun, tantôt
par une inégalité entre les deux verres, tantôt par
la coloration défectueuse, etc. De ce court exposé,
il résulte que l'hygiène de la vue mérite toute
l'attention de l'autorité. Nul ne devrait être admis
à porter le titre d'ingénieur-opticien qu'après avoir
subi un examen théorique et pratique sur les di-
verses branches auxquelles se rattache l'optique.
Cette mesure est indispensable, et il appartenait à
un oculiste d'être le premier à la réclamer.

A. *Des conserves.*

Il est un préjugé assez répandu dans le monde,
préjugé exploité souvent par les marchands de lu-

nettes, et dont je crois essentiel de signaler l'er-
reur: c'est que certaines natures de verres jouissent,
par leur structure particulière, de la propriété de
conserver la vue, d'où le nom de *conserves*. Rien
de plus faux. Par *conserves*, nous entendons des
morceaux de verre plans, sans aucune action sur
le passage des rayons lumineux, et dès lors inca-
pables de remédier à un défaut de vision. On peut
s'en faire une idée lorsque l'on regarde à travers
une vitre. L'utilité des *conserves* est tout entière
dans leur coloration ; aussi conviennent-elles aux
personnes qui, sans être d'ailleurs atteintes de
myopie ou de presbytie, ont la vue *tendre,* déli-
cate. — On se rappelle sans doute ce que nous
avons dit de l'usage des cils. Ces organes sont
destinés à absorber une partie des rayons qui arri-
vent à l'œil. Quand on est privé de ce secours, par
la chute des cils, soit à la suite de la petite vérole,
soit dans le cours d'une blépharite ciliaire ou de
toute autre ophthalmie, on trouve dans les *con-
serves* un excellent moyen de protection, sans le se-

cours duquel les paupières, en contact perpétuel avec la lumière qui les irrite, demeureraient constamment rouges, gonflées, douloureuses, entretenant ainsi une inflammation fâcheuse. Les *conserves* conviennent également aux personnes qui redoutent le vif éclat du jour ou des lumières artificielles, bien que leurs paupières ne soient nullement dégarnies. Il en est de même pour quelques affections oculaires, dans lesquelles la sensibilité de la rétine est exagérée. J'en recommande aussi l'usage à la suite des opérations de cataracte. J'évite par là de tenir les yeux bandés aussi longtemps qu'on le prescrit d'ordinaire ; — il est rare que je ne découvre pas l'œil quinze jours après l'opération : la couleur foncée des *conserves* que j'emploie me permet d'exposer impunément mes opérés à l'action de la lumière, dont l'intensité est si faible, que la rétine ne saurait en être blessée. Cette pratique réunit le triple avantage de relever le moral des malades, d'éviter à l'organe une compression prolongée et d'habituer peu à peu la rétine à la sensation de la lumière dont elle a été longtemps privée.

Les *conserves* que l'on trouve dans le commerce sont loin de présenter toutes une couleur convenable : les *conserves* vertes offrent l'inconvénient de représenter tous les objets avec un aspect verdâtre, et puis cette coloration repose par trop la vue; elle est trop douce, de sorte que vous vous trouvez ébloui dès que vous essayez de regarder à l'œil nu. Les *conserves* bleues sont en général mal fabriquées; elles présentent habituellement une coloration plutôt violette que bleue, ce dont on s'assure aisément en appliquant le verre sur une feuille de papier blanc; cette nuance ne tarde pas à compromettre la vue. Reste une troisième couleur, très-peu connue et surtout très-difficile à rencontrer chez les opticiens : c'est la *teinte neutre*, que j'ai ainsi désignée depuis longtemps, parce qu'en effet elle offre une grande analogie avec la *teinte neutre* des peintres; on la reconnaîtra facilement à sa nuance d'un bleu-grisâtre, la seule, à mon avis, qui soit susceptible, sinon de conserver, du moins de protéger la vue. — Ce sont ces verres teinte neutre que SANSON, mon maître, avait distingués jadis chez M. VINCENT CHEVALIER. Je n'en conseille pas d'autres dans ma pratique. Il existe six nuances de teinte neutre, depuis la plus claire jusqu'à la plus foncée. Je réserve les couleurs sombres pour les opérés de cataracté et les affections oculaires accompagnées de photophobie ; les diverses nuances plus claires conviennent aux personnes dont les yeux se fatiguent et rougissent facilement. En général, il vaut mieux avoir recours à une couleur un peu claire que d'en choisir une trop foncée ; on évite ainsi, quand on quitte les verres, de passer d'une douce lumière au vif éclat du jour.

B. *Des lunettes.*

Le nom de *lunettes* est réservé spécialement aux verres à l'aide desquels on remédie à

un défaut de vision dépendant de l'appareil op-
tique. J'ai dit déjà à quels inconvénients s'exposent
les personnes qui s'habituent à porter des lunettes
sans en avoir besoin ; j'ai averti aussi les vieillard,
qui tiennent à paraître jeunes, des accidents dont
leur vue peut se trouver menacée pour avoir voulu
se passer trop longtemps de verres convexes ; je
ne reviendrai pas sur ce sujet. Il me semble de
même superflu d'entretenir le lecteur de la ma-
nière dont se fabriquent les lunettes, des incon-
vénients qui tiennent à telle ou telle substance
employée dans la fabrication ; ces détails n'appar-
tiennent pas directement à l'hygiène oculaire. Il
suffira d'insister sur ce point, savoir : qu'on ne
doit jamais prendre de lunettes sans avis, et que
le choix d'un opticien prudent et instruit est in-
dispensable.

Je n'entreprendrai pas non plus de donner le
conseil de porter tel ou tel numéro à tel ou tel
âge, ce serait absurde : autant de sujets, autant
de variétés ; mais je ne saurais me dispenser

d'adresser ici quelques recommandations qu'il est important de ne pas négliger.

Quand vous faites un choix de lunettes, tenez-vous-en toujours aux verres à l'aide desquels vous voyez sans douleur, sans difficulté, sans gêne aucune. Sans doute vous essayerez d'autres verres qui vous rendront la vision plus distincte, mais vous payeriez chèrement plus tard ce service momentané. Ayez soin aussi d'exercer la vue de temps à autre à l'œil nu ; ne vous inquiétez pas de ce que les objets vous paraissent moins nets aussitôt que vous avez soulevé les lunettes : cette espèce de fatigue de la vision est de courte durée. Enfin, dès qu'un verre est quelque peu éraillé, qu'il soit aussitôt remplacé.

Il m'arrive parfois d'être consulté sur le choix des lunettes par des personnes qui habitent une campagne éloignée de la ville, ou qui tiennent à être guidées par les conseils d'un oculiste. En pareil cas, il est essentiel d'indiquer la distance exacte à laquelle on désire voir, et celle à laquelle on distingue sans difficulté tous les objets. Si la portée de la vue était inégale pour les deux yeux, on conçoit l'importance d'indiquer le résultat des deux expériences.

C. *De l'abat-jour*.

Un mot sur une invention nouvelle qui me paraît destinée à rendre de grands services aux yeux des personnes forcées de travailler à la lumière artificielle. Jusqu'ici l'*abat-jour* avait eu pour but de concentrer les rayons sur un seul point, en masquant, il est vrai, l'éclat éblouissant que projette la mèche des lampes. Rien de plus nuisible à la vue que ce rayonnement de la lumière sur le papier blanc. Depuis quelques mois, je fais usage d'un nouvel *abat-jour*, qui réunit toutes les conditions désirables.

Il s'agit d'un verre plan, coloré en bleu-grisâtre, adapté à la base du cône tronqué qui supporte ordinairement le chapeau de papier de nos lampes (1). La lumière est reflétée pure, égale et sans trop d'éclat ni de chaleur.

Je ne saurais trop recommander ce simple appareil, dont toutes les vues, faibles ou non, ressentiront les excellents effets.

(1) Cet abat-jour se vend chez DESBEAUX, 27, passage Delorme, et chez les principaux lampistes.

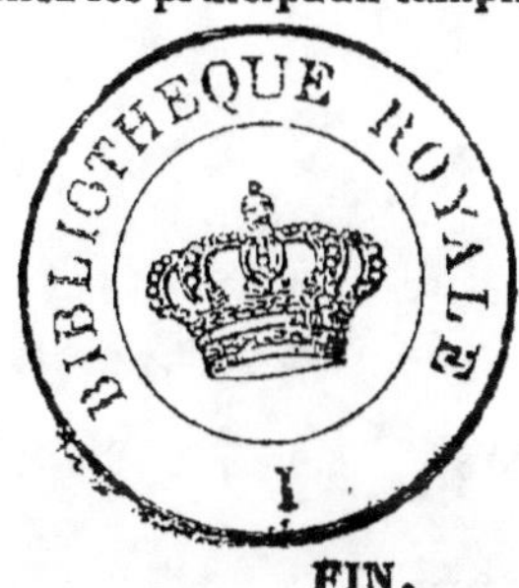

FIN.

TABLE ANALYTIQUE.

DES MATIÈRES. (1)

(1) Les matières auxquelles on n'a point donné de *titre particulier*, dans cet ouvrage, sont traitées aux pages indiquées.

FIN DE LA TABLE.